· ESPRIT ·

Comprendre le monde qui vient

212, rue Saint-Martin, 75003 Paris
www.esprit.presse.fr

Rédaction : 01 48 04 92 90 - redaction@esprit.presse.fr
Ventes et abonnements : 01 76 44 04 11 - abonnement@esprit.presse.fr

Fondée en 1932 par Emmanuel Mounier

À plusieurs voix

Le malentendu agricole

Varia

Cultures

GÉOMÉTRIES VARIABLES

Il était prévu de longue date que l'examen du projet de loi de finances pour 2025, commencé en séance publique à l'Assemblée nationale le 21 octobre dernier, serait la première épreuve du réel pour le nouveau gouvernement. Avec la nomination de Michel Barnier à la mi-septembre s'est en effet refermée cette étrange période de temps suspendu qui a succédé, la liesse populaire des Jeux olympiques aidant, à la fièvre de la dissolution et des élections législatives anticipées. Avec le retour aux affaires courantes, une vie politique plus « normale » aurait pu reprendre son cours. Difficile de faire plus concret que les arbitrages budgétaires pour illustrer les choix politiques d'un gouvernement ; cette fois pourtant, ceux qui espéraient y voir plus clair dans la ligne de celui-ci risquent d'en être pour leurs frais.

La personnalité de Michel Barnier, qui évoque spontanément la politique d'avant le brouillage des repères gauche-droite, tout comme son expérience de commissaire européen et de négociateur du Brexit auraient plutôt de quoi rassurer. Le calme et l'autorité dont il semble faire preuve devant les dissensions vite apparues entre des ministres issus de différents groupes de la droite et du centre signalent qu'il entend bien rester le pivot de cet assemblage hétéroclite. Mais en dehors de ce rôle prépondérant que lui confère sa fonction de Premier ministre, dans une situation théorique de cohabitation qui plus est, de quel courant bien identifié, de quelles forces politiques Michel Barnier est-il aujourd'hui le représentant ? Dans une Assemblée nationale morcelée à l'extrême, alors que la droite dont il est issu se trouve écartelée entre la désormais minorité présidentielle et le Rassemblement national, sur quels soutiens peut-il compter ?

Passé le moment de clarification – brutal – du printemps dernier, où des masques sont tombés du côté d'une droite prête à adopter le langage et les obsessions de l'extrême droite, tandis que se constituait un front républicain auquel une majorité de Français ont apporté leur suffrage, le paysage politique est de nouveau plongé dans le brouillard. Quel est aujourd'hui le projet politique de la gauche, ou plutôt, sur quel projet d'avenir les gauches, dans leur diversité, pourraient-elles s'accorder, tant que La France insoumise persiste à faire le choix du clivage et de l'obstruction ? Et au-delà, mis à part Édouard Philippe, qui a déclaré ses intentions de se porter candidat à la prochaine élection présidentielle, quel homme ou femme entend prendre la tête de quel mouvement, en adoptant quelle ligne idéologique ? Bien loin de la responsabilité devant le temps long, de l'expression nécessaire de convictions et d'engagements, la classe politique dans son ensemble navigue à vue, prisonnière du court terme.

La classe politique dans son ensemble navigue à vue, prisonnière du court terme.

Dans ce climat d'indécision persistante, alors que les sujets de préoccupation ou d'inquiétude très concrets se multiplient, du logement à la santé mentale en passant par l'éducation, l'inflation ou l'énergie, le seul bloc politique bien identifié est désormais celui du Rassemblement national. Préservé des dissensions ou des rivalités internes, pour l'heure du moins, ce dernier s'arroge encore le luxe de se prononcer très peu sur le fond. Il endosse plus volontiers le rôle d'arbitre, qui le dispense de s'expliquer sur ses incohérences (pourtant notables lorsqu'il présente un « contre-budget » d'austérité, centré sur des économies dans les dépenses publiques, bien loin de sa fibre prétendument sociale). Mais si le Rassemblement national se targue désormais d'être le premier parti de France, il ne peut prétendre en même temps à une place de surplomb, comptant les points depuis les gradins tandis que d'autres s'abîment dans la mêlée. La responsabilité du Premier ministre et de son gouvernement, ici aussi, est largement engagée. Alors que des inondations spectaculaires se sont produites dans toute la France, rappelant à qui l'aurait oubliée l'urgence de lutter contre le changement climatique, la priorité était-elle vraiment de se rendre à la frontière franco-italienne pour afficher une fermeté accrue en matière d'immigration ?

Voici deux décennies maintenant que le Rassemblement national impose, lentement mais sûrement, ses thèmes de prédilection dans le débat public. Y compris lorsqu'on ne partage pas son diagnostic vicié sur les maux de la société française, c'est encore sur son terrain qu'il faudrait lui répondre. À la manière du Parti communiste autrefois, qui s'était constitué, sans être au gouvernement, en référence incontournable, comptant pour cela sur des compagnons de route influents sans être nécessairement encartés, il prétend jouer un rôle d'ordonnateur des discours et des équilibres politiques, exerçant son magistère depuis une position d'extériorité. On ne peut accepter cette configuration. Puisque le printemps dernier a emporté avec lui les promesses non tenues d'une politique technocratique « ni de gauche, ni de droite », il faut au contraire saisir cette chance d'ouverture. Forts de la recomposition politique dont la dissolution de l'Assemblée nationale a accéléré les échéances, il faut refuser les jeux de dupes et continuer de chercher, devant les défis bien réels auxquels nous sommes confrontés, d'autres perspectives.

Esprit

À PLUSIEURS VOIX

IMPÔTS : OÙ EN SOMMES-NOUS ET QUE FAIRE ?

Benjamin Brice

Le déficit public est revenu sur le devant de la scène fin septembre avec la déclaration du ministre du Budget, Laurent Saint-Martin, selon laquelle le déficit français pourrait dépasser l'équivalent de 6 % du produit intérieur brut (PIB) en 2024. L'objectif des 3 % d'ici 2027 s'éloigne et la menace d'un alourdissement du budget consacré au remboursement des intérêts de la dette se précise. Ce déficit dépend du rapport entre, d'une part, les dépenses publiques, d'autre part, les recettes, constituées principalement de prélèvements obligatoires[1]. Du côté des dépenses publiques, les marges de manœuvre sont très limitées, car les services publics se dégradent déjà et les besoins d'investissement se multiplient (transition écologique, défense, réindustrialisation, vieillissement)[2]. Tournons-nous donc vers les prélèvements obligatoires.

En 2023, ceux-ci s'élevaient en France à 1 280 milliards d'euros, soit le plus haut niveau jamais connu. Cependant, ce fait ne signifie pas grand-chose, parce qu'il y a chaque année de l'inflation et de la croissance économique. Pour examiner l'évolution dans le temps, il vaut mieux comparer les données au niveau du produit intérieur brut. Ainsi, les prélèvements obligatoires représentaient en 2023 l'équivalent de 45,4 % du PIB, en baisse de 3 points par rapport au record de 2017 (48,3 %). Cette trajectoire a participé à la dégradation des comptes publics. Si on compare avec les autres pays européens, la France se situe encore en tête, juste devant la Belgique et le Danemark, 4,5 points de PIB au-dessus de la moyenne de la zone euro. Cependant, par rapport à 2017, cet écart a diminué de 2,5 points de PIB. Les comparaisons internationales ont tout de même une limite : chaque système possède ses propres particularités ; par exemple, un financement privé des retraites n'entraîne pas forcément moins de dépenses dans l'absolu, mais moins de dépenses *publiques*, et donc moins de prélèvements obligatoires.

1 - En 2023, les prélèvements obligatoires représentaient 88 % des recettes publiques. Toutes les données qui ne sont pas sourcées viennent de l'Insee (tableaux 1.105, 3.201, 3.212 et 3.217 des comptes nationaux 2023), sauf les données des comparaisons européennes qui proviennent d'Eurostat.

2 - Pour plus de détails : Benjamin Brice, « Dépenses publiques : où va l'argent ? », *Esprit*, mai 2024, p. 24-27.

Cotisations en baisse, impôts en hausse

Les cotisations sociales (patronales et salariales) prélevées sur les rémunérations constituent le premier poste : 16,4 % du PIB. Ces cotisations, qui servent au financement de la Sécurité sociale, sont en baisse depuis le milieu des années 1990 où elles atteignaient 20 %. Pourquoi une telle baisse alors que les besoins de la Sécurité sociale augmentent ? Parce que, depuis plusieurs décennies, les gouvernants cherchent à diminuer le « coût » du travail au nom de la compétitivité du système productif français. Ainsi, dans le projet de loi de financement de la sécurité sociale de 2024, 76 milliards d'euros d'allègements et d'exonérations de cotisations sociales étaient recensés, c'est-à-dire pas loin de 3 points de PIB[3].

Une fois les cotisations sociales mises de côté, il reste 29 points de PIB d'impôts proprement dits, 3 points au-dessus de la moyenne européenne, mais très en deçà des pays scandinaves. La plus grosse part – 11 points de PIB en 2023 – revient aux taxes sur les produits, avec la TVA en tête (environ 7 points), suivie des taxes sur l'essence, sur les transactions immobilières, sur le tabac, etc. Ces impôts sur la consommation ont pour caractéristique de toucher *tous* les ménages et de peser plus lourd sur les budgets à mesure que l'on descend l'échelle des revenus. Pourquoi ? Parce que la part du revenu épargné diminue chez les moins riches et parce que la proportion de produits fortement taxés (essence, tabac, électricité) augmente. Le cas le plus connu : les ménages ouvriers contribuent en moyenne beaucoup plus que les ménages de cadres aux 14 milliards d'euros que rapporte la taxation du tabac.

Vient ensuite la CSG-CRDS, à hauteur de 5,5 points de PIB, prélevée sur *tous* les revenus (salaires, prestations, retraites, plus-values, etc.). Cet impôt a été créé en 1990 pour prendre le relais des cotisations sociales et n'a fait que croître depuis lors (encore + 1 point de PIB entre 2017 et 2023). Le taux fixe de cet impôt (avec quelques modulations) fait qu'il est davantage ressenti chez les personnes ayant de faibles revenus. Pour quelle raison ? Parce que les dépenses contraintes – notamment : logement, déplacements et assurances – pèsent plus lourd dans le budget des plus pauvres : toute diminution du revenu (notamment par une hausse de la CSG) réduit très fortement le budget disponible pour les autres dépenses (alimentation, habillement,

3 - PLFSS 2024, annexe 4, tableau 15.

équipements, loisirs, sorties, voyages, épargne, etc.)[4].

L'impôt sur le revenu est celui dont on entend le plus parler en France, car il touche surtout les classes supérieures, surreprésentées dans le débat public[5]. Il s'agit du grand impôt progressif français : plus de la moitié des foyers n'y sont pas assujettis et un dixième des contribuables s'acquitte des trois quarts du montant. Cependant, les recettes de l'impôt sur le revenu ne s'élèvent qu'à 3,1 points de PIB, soit à peine plus d'un dixième de l'ensemble des impôts, un poids très faible à l'échelle européenne. Si les taux affichés sont importants – jusqu'à 49 % des revenus –, le système des tranches, les parts et les nombreuses niches fiscales entraînent des taux *réels* beaucoup plus faibles : en 2018, le dixième des contribuables qui acquittaient les trois quarts de l'impôt étaient taxés en moyenne à hauteur de 14 %, et les 2 % les plus riches à hauteur de 20 %[6]. Les autres impôts progressifs sur les ménages – impôts sur la fortune immobilière et droits de succession – représentent moins d'un point de PIB. En résumé, du côté des ménages, le système fiscal français pèse certainement lourd, mais sa progressivité reste relativement limitée ; une étude montre d'ailleurs que, sur le long terme (1975-2016), cette progressivité a plutôt diminué, avec la montée en puissance des impôts non progressifs. Les réformes sociofiscales menées depuis 2017 ont d'ailleurs prolongé la tendance (suppression de l'impôt sur la fortune et de la taxe d'habitation, baisse de l'impôt sur le revenu, *flat tax*, etc.)[7].

Les recettes de l'impôt sur le revenu ne s'élèvent qu'à 3,1 points de PIB.

Restent enfin, pour compléter le tableau, les impôts acquittés par les entreprises : une myriade d'impôts sur la production et la main-d'œuvre (4,6 points de PIB) et l'impôt sur les bénéfices des sociétés (2,0 points).

4 - Pour plus de détails, voir Michèle Lelièvre et Nathan Rémila, « Des inégalités de niveau de vie plus marquées une fois les dépenses pré-engagées prises en compte », *DREES : Études et résultats*, nº 1055, mars 2018, p. 1-6.

5 - Alexis Spire, *Résistances à l'impôt, attachement à l'État. Enquête sur les contribuables français*, Paris, Seuil, 2018, p. 30-31.

6 - Source : Direction générale des finances publiques.

7 - Julien Blasco et Sébastien Picard, « Quarante ans d'inégalités de niveau de vie et de redistribution en France (1975-2016) », dans Jean-Luc Tavernier (sous la dir. de), *France, portrait social. Édition 2019*, Montrouge, Insee, 2019, p. 72 ; Paul Dutronc-Postel *et al.*, « Effets redistributifs des mesures sociofiscales du quinquennat 2017-2022 à destination des ménages », *Note de l'Institut des politiques publiques*, nº 81, mars 2022.

Clarification et restructuration

Que peut-on faire pour améliorer le système ? La première piste concerne la lisibilité, et finalement l'acceptabilité des prélèvements obligatoires. Une partie de ces prélèvements sert à financer directement des prestations contributives : ce sont des « salaires différés » (pensions de retraite) et des assurances obligatoires (invalidité, accidents du travail, chômage). Aujourd'hui, les prestations contributives et non contributives sont mêlées, avec un financement qui vient à la fois des cotisations sociales (54 %) et des impôts (38 %). Si l'on concentrait les cotisations sociales sur le financement des prestations contributives, cela aurait plusieurs avantages[8] : une simplification importante de la fiche de paie ; une incitation à déclarer le travail, puisque toutes les cotisations prélevées ouvriraient directement des droits ; un financement autonome qui permettrait aux partenaires sociaux de reprendre la main sur les retraites, l'assurance chômage, etc. ; et enfin, une distinction nette entre les cotisations (toutes contributives) et les impôts, ces derniers servant alors à financer les différents services publics et la solidarité nationale (avec les prestations non contributives : assurance maladie, minimum vieillesse, allocations familiales, aides au logement, minima sociaux). De la sorte, il apparaîtrait plus clairement que le poids des impôts en France est plutôt de l'ordre de 30 points de PIB que de 45 points.

La deuxième piste consisterait à refonder les impôts autour de trois blocs. Le premier serait constitué des taxes sur les produits (dont la TVA). Ce sont des impôts à manier avec précaution, du fait de leur profil plutôt régressif, donc pesant plus lourd en bas de l'échelle sociale. Mais ils ont le mérite, en jouant sur les taux, de pouvoir orienter la consommation dans le sens des intérêts collectifs : santé, transition écologique, réindustrialisation. Un second bloc serait constitué des impôts progressifs, avec un rôle de redistribution. Aujourd'hui, une personne rémunérée au SMIC à plein-temps ne paie peut-être pas d'impôt sur le revenu, mais elle doit débourser 170 euros par mois de CSG-CRDS (Urssaf). Réunir impôt sur le revenu et CSG-CRDS permettrait de créer un grand impôt auquel tout le monde serait assujetti, avec suffisamment de tranches pour garantir une réelle progressivité. Il y a sans doute des possibilités substantielles de recettes supplémentaires en demandant un effort aux 10 % ou 20 % les plus riches, puisqu'une étude récente montre qu'en ne se concentrant que sur les 1 % du haut, il serait déjà envisageable de

8 - L'ensemble de ces prestations représentent à peu près le montant des cotisations sociales actuelles (Antoine Herlin, « Pour une clarification de la contributivité de la protection sociale », *Gestion & Finances publiques*, 2017, vol. 5, n° 5, p. 89).

dégager à terme 15 milliards d'euros (impôt sur la fortune, niches fiscales, successions, barèmes)[9]. Enfin, un troisième bloc réunirait les impôts sur les entreprises. Les dépenses sociales et fiscales à destination des entreprises atteignent des niveaux records[10]. Un meilleur ciblage aiderait à se concentrer sur les comportements socialement les plus désirables (transition, innovation, relocalisation, qualité de l'emploi) et à dégager des moyens.

L'état des finances publiques et les besoins d'investissement pour relever les défis de demain pointent vers la recherche de recettes supplémentaires. Que ce soit donc l'occasion de clarifier le système des prélèvements obligatoires, de le rendre plus progressif et de se souvenir que les impôts doivent contribuer à l'orientation de l'activité économique.

Benjamin Brice

Chercheur associé en sciences politiques au Centre Thucydide, il a notamment publié *L'impasse de la compétitivité* (Les Liens qui libèrent, 2023).

9 - Fipaddict et Guillaume Hannezo, « Quel rendement peut-on réellement attendre de la taxation des plus fortunés ? », note de Terra Nova, 20 septembre 2024.

10 - Aïmane Abdelsalam *et al.*, *Un capitalisme sous perfusion. Mesure, théories et effets macroéconomiques des aides publiques aux entreprises françaises*, rapport de recherche, Clersé/Université de Lille, mai 2022, tableau 1.11, p. 47.

L'ADAPTATION, UNE QUESTION POLITIQUE

Marie-Hélène Lafage

Parmi les multiples dossiers restés en attente sur le bureau du gouvernement Barnier figure le Plan national d'adaptation face au changement climatique (PNACC). L'ancien ministre de la Transition écologique, Christophe Béchu, avait pourtant annoncé de longue date la parution de ce document stratégique censé *« préparer la France à + 4 °C »* de réchauffement. Aussi, le constat est amer : le choc de l'été 2022 – avec son lot d'épisodes caniculaires, de sécheresses et d'incendies – n'aura pas même suffi à faire de l'adaptation face au changement climatique une réelle priorité.

Adaptation et atténuation

Mais dans la lutte contre le changement climatique, *l'adaptation* n'est pas seulement une arlésienne gouvernementale : elle peine à se faire une place dans le débat public en général, aux côtés des actions en matière d'*atténuation*, qui continuent d'occuper le devant de la scène. Lorsqu'il est question de climat, en France, on pense quasi exclusivement au fait de transformer la société pour limiter le réchauffement en diminuant nos émissions de gaz à effet de serre, et assez peu à la nécessité de transformer la société pour faire face aux conséquences du changement climatique.

Ces deux notions, pourtant indissociables dans les rapports du GIEC, ne sont pas investies de la même manière, pour un ensemble de raisons : la perception encore lointaine et partielle des conséquences du changement climatique ; le sentiment que l'adaptation est une forme de défaitisme, de renoncement à l'action par rapport à l'atténuation ; l'idée enfin que l'adaptation aux évolutions du climat se fera de toute manière « naturellement », à coups de solutions techniques ou par la migration de populations. Même s'il est indéniable que la prise de conscience des impacts du changement climatique progresse en France – essentiellement au gré des catastrophes et des périodes de crise[1], l'idée qu'il faille mettre en place des actions stratégiques d'adaptation peine à devenir une authentique question de société. Le Plan national d'adaptation pourrait au moins avoir ce mérite : celui d'accompagner les prises de conscience et de faire de cette question encore trop marginale une question stratégique.

Car, sur le terrain, les défis en matière d'adaptation n'attendent pas et concernent déjà l'ensemble des territoires : perturbations du cycle de l'eau avec l'intensification des sécheresses et des inondations comme nous l'ont encore montré les intempéries de l'automne[2] ; exposition accrue au phénomène de retrait-gonflement des argiles, qui fissure les bâtiments et concerne 48 % des sols en France métropolitaine[3] ; exposition croissante aux vagues de chaleur – quatre fois plus nombreuses ces trente-huit dernières années que celles des trente-huit années précédentes[4]. Les métiers les plus sensibles aux évolutions du climat, au contact des milieux naturels, en font déjà les frais : c'est le cas des forestiers, des agriculteurs et des viticulteurs, des pompiers engagés dans la gestion des incendies, des métiers du tourisme et du secteur des assurances – qui investit massivement dans des outils de modélisation climatique. Contrairement aux idées reçues, l'adaptation ne concerne pas uniquement certains « territoires de première ligne » – les littoraux avec le recul du trait de côte, les villes

1 - Solange Martin, « Les extrêmes climatiques : perceptions et enjeux sociaux et politiques », *Les Annales des Mines*, n° 106, avril 2022, p. 89-95.

2 - Sur l'avenir de la ressource en eau, voir notamment Éric Sauquet *et al.*, *Messages et enseignements du projet Explore2* [en ligne], Inrae, 28 juin 2024.

3 - Véronique Antoni, « Cartographie de l'exposition des maisons individuelles au retrait-gonflement des argiles », *Note méthodologique* [en ligne], Ministère de la Transition écologique, juin 2021.

4 - Météo France, *Vagues de chaleur et changement climatique* [en ligne], 28 septembre 2023.

avec le phénomène de surchauffe urbaine, les montagnes avec la baisse de l'enneigement – : les évolutions du climat font émerger de nouveaux risques sur l'ensemble du territoire et redessinent tant nos conditions de vie que nos paysages. Elles rappellent à nos sociétés modernes qu'elles ne sont pas hors sol, mais reposent sur des écosystèmes et des ressources essentielles.

Politique de l'adaptation

À partir de là, on comprend mieux en quoi l'adaptation est une question politique, et non pas uniquement « technique ». Comment réaménager nos territoires, transformer nos pratiques et nos modes de vie ? Quelle solidarité avec les agriculteurs, les populations les plus exposées et les plus vulnérables face aux évolutions du climat ? Comment faire évoluer nos activités économiques, plutôt que de maintenir sous perfusion des modèles obsolètes ? Aborder de manière anticipée ces questions éviterait notamment que l'adaptation ne s'invite par effraction dans le débat public, au travers de projets d'aménagement conflictuels, comme les mégabassines dans les Deux-Sèvres ou les retenues d'eau pour le tourisme à La Clusaz – qui sont autant de projets contestés comme étant des « maladaptations », c'est-à-dire de fausses solutions d'adaptation. Alors que le GIEC définit l'adaptation comme une *« démarche d'ajustement au climat actuel ou attendu ainsi qu'à ses conséquences, de manière à en atténuer les effets préjudiciables et à en exploiter les effets bénéfiques*[5] », il semble judicieux de formuler une autre définition, plus politique, de l'adaptation : *changer la société dans un climat qui change.*

Une autre définition, plus politique, de l'adaptation : *changer la société dans un climat qui change.*

Émerge ainsi un dernier niveau de politisation : quelle adaptation voulons-nous ? Cette question est d'autant plus pertinente que la notion même d'adaptation est critiquée de longue date comme synonyme de simple « ajustement » des systèmes existants, comme un renoncement à agir. Des auteurs, tels que Romain Felli, ont parfaitement montré comment l'adaptation avait été « choisie » par les

5 - J. B. Robin Matthews (sous la dir. de), « Glossaire » [en ligne], dans Valérie Masson-Delmotte, Panmao Zhai, Hans-Otto Pörtner *et al.* (sous la dir. de) *Réchauffement planétaire de 1,5 °C. Rapport spécial du GIEC sur les conséquences d'un réchauffement planétaire de 1,5 °C par rapport aux niveaux préindustriel et les trajectoires associées d'émissions mondiales de gaz à effet de serre, dans le contexte du renforcement de la parade mondiale au changement climatique, du développement durable et de la lutte contre la pauvreté*, Groupe d'experts intergouvernemental sur l'évolution du climat (GIEC), 2019, p. 74.

dirigeants politiques des années 1970-1980, en même temps qu'ils faisaient le dangereux pari de l'inaction sur l'atténuation, en considérant même que l'innovation nécessaire à l'adaptation serait source d'opportunités économiques – une nouvelle extension du marché en somme[6]. Ainsi, l'adaptation est facilement associée, à juste titre, à la pensée néolibérale, qui voit dans les difficultés contextuelles un simple défi pour les marchés économiques, une occasion d'imposer aux populations toujours plus de flexibilité[7].

Transformation

Pour autant, il est également possible – et il devient plus que jamais nécessaire – d'imposer dans le débat public une autre vision de l'adaptation qui soit transformationnelle, mobilisatrice et positive, résolument écologique et solidaire. Une telle conception de l'adaptation consiste à en faire une véritable occasion de transformation des sociétés, de réappropriation des systèmes de production, de redéfinition de nos liens avec le reste du vivant, de prise en compte des vulnérabilités. Une telle vision exigeante de l'adaptation suppose de prendre au sérieux le changement climatique, en considérant que l'adaptation et l'atténuation sont en réalité fondamentalement indissociables, notamment parce que l'adaptation n'est plus possible à partir d'un certain seuil d'impacts.

Non seulement une conception écologique de l'adaptation n'est pas un renoncement à lutter contre le changement climatique, mais elle peut permettre de tisser de nouvelles alliances avec le reste du vivant, pour en faire un allié. Elle consiste à promouvoir des solutions dites « fondées sur la nature », plutôt que d'avoir recours au techno-solutionnisme : végétaliser massivement les villes, restaurer les zones humides pour créer des zones tampons face aux inondations, recourir à l'agroforesterie pour préserver la ressource en eau… Sans nier l'importance de la solidarité nationale, une politique ambitieuse d'adaptation repose nécessairement sur une mise en œuvre locale, au plus près des spécificités de chaque territoire, à la croisée entre différents acteurs : collectivités, scientifiques, entreprises, société civile. C'est ce que l'on observe déjà, sur le terrain, lorsque des scientifiques s'associent aux populations pour créer des observatoires sur les évolutions du littoral dans le Morbihan, lorsque des collectifs citoyens se réapproprient la question de l'avenir de la montagne et des stations de ski dans le Vercors…

6 - Romain Felli, *La Grande Adaptation. Climat, capitalisme et catastrophe*, Paris, Seuil, coll. « Anthropocène », 2016.

7 - Voir en particulier Barbara Stiegler, *« Il faut s'adapter ». Sur un nouvel impératif politique*, Paris, Gallimard, coll. « NRF essais », 2019.

Autant d'initiatives qui mériteraient d'être encouragées.

Ainsi, nous n'avons pas le choix de nous adapter, mais nous avons le choix de la manière dont nous souhaitons le faire. Au-delà de la – nécessaire – publication du Plan national d'adaptation, nous avons aujourd'hui besoin d'un réel débat politique, pour définir un projet mobilisateur à la hauteur des enjeux du siècle, pour éviter de *tout changer pour que rien de change.*

Marie-Hélène Lafage
Consultante et formatrice, cofondatrice de l'institut Transitions, elle a notamment publié *Laudato si en actes. Petit guide de conversion écologique* (Première Partie, 2020).

SHEINBAUM À LA CROISÉE DES CHEMINS

Pol Olarian

Le 2 juin 2024, le Mexique a procédé aux élections présidentielles et à d'autres scrutins, dont celui du maire de la capitale, fief du pouvoir de gauche. Une première lecture donne le sentiment que ce vote a constitué l'approbation du peuple mexicain vis-à-vis de la gestion du président actuel, Andrés Manuel López Obrador. En effet, les quelque 60 % des suffrages qu'a reçus Claudia Sheinbaum constituent un meilleur score que son prédécesseur et, si une partie des votes qu'elle a reçus sont imputables au charisme et à la popularité du président actuel, il est indéniable que sa personnalité et une campagne électorale réussie ont conforté sa victoire.

Le legs d'AMLO

Malgré des maladresses pesantes et une personnalité marquée par un populisme forgée par des années de militantisme, « AMLO » a réussi certaines tâches qu'il s'était données : les programmes sociaux ont fonctionné, un secteur non négligeable de la population est sorti de l'extrême pauvreté et quelques grands travaux ont marqué les esprits. Mais sa personnalité cassante en a irrité beaucoup, en particulier les membres des classes moyennes supérieures, souvent pris comme cibles de ses railleries. Ce bilan plutôt flatteur s'appuie sur une communication très efficace qui a mis au supplice une opposition condamnée à suivre les thématiques imposées par le chef de l'État, sans jamais pouvoir prendre d'initiative. S'appuyant sur une base acquise à sa cause, il a cultivé les déclarations provocantes et déclenché ainsi un immense plaisir auprès des militants les plus radicaux. AMLO fait de la politique comme le XXIe siècle le permet : il déteste les intermédiaires et préfère le contact direct. Il a ainsi supprimé de nombreux organismes souples et pratiques, accusés, parfois à juste titre, de corruption, et a prôné une gestion directe. Et une communication directe, entre réseaux sociaux et conférences de presse quotidiennes face, en général, à des journalistes proches du pouvoir. Il n'a pas hésité à en attaquer certains qui travaillent pour des médias critiques, sans jamais pratiquer la censure non plus. Tous les matins, du lundi au vendredi, le pays s'est réveillé avec un *show* habilement télévisé, où le président donnait le « la » sur des sujets très divers, pendant près de deux heures, épuisant les observateurs contraints à le suivre…

Sa présence sur la scène internationale a été très faible, car il se dit concentré sur ses propres problèmes, donnant néanmoins une importance évidente à sa relation avec les États-Unis, dans les domaines de l'immigration et du trafic de drogues en particulier. Mais, toujours pour satisfaire une partie de son électorat (y croit-il lui-même ?), il a demandé au gouvernement espagnol de demander publiquement pardon pour les exactions commises pendant la *Conquista*, la colonisation de l'Amérique. Il n'a pas reçu satisfaction, mais a tendu les relations diplomatiques avec un pays européen particulièrement proche. Son manque d'intérêt pour la scène internationale fait partie d'une attitude qui est marquée par une grande méfiance vis-à-vis de secteurs d'activités qui échappent à son contrôle. Par exemple, les mondes universitaires ou culturels reçoivent de sa part des critiques et des attaques constantes : entre calcul pour satisfaire sa base et rejet pour certains avantages de ceux qui sont mieux lotis, il dénonce des excès qui ressemblent à des dysfonctionnements qu'il transforme parfois en généralités. AMLO a pratiqué le pouvoir de façon très centralisée et très personnelle, avec d'évidents relents de populisme.

Un équilibre

L'arrivée au pouvoir de Claudia Sheinbaum pose une série de questions et il va être passionnant de voir comment elle va assumer cette succession. La première évidence saute aux yeux : dans un pays marqué par une mentalité machiste et où les violences faites aux femmes atteignent des chiffres effrayants, le fait d'avoir une femme au pouvoir est plus qu'un symbole. Il y a là une révolution culturelle que la jeunesse, en particulier, applaudit à juste titre. L'opposition présentait aussi une candidate, Xóchitl Gálvez, consciente qu'un cap était passé et que la plus haute fonction devait être assumée par une femme pour la première fois. La candidate élue a déjà gagné, en 2018, les élections pour la mairie de Mexico et elle est donc rompue à l'exercice du pouvoir. Son arrivée à la tête du pays, poussé par son mentor AMLO, est une nouvelle positive en soi : certains pensaient que jamais une femme ne pourrait arriver dans l'immédiat à cette fonction. Les faits ont démontré le contraire.

Pour gouverner, Claudia Sheinbaum va devoir trouver son style et sa spécificité, fidèle à ses propres valeurs et à celles de son prédécesseur.

Pour gouverner, Claudia Sheinbaum va devoir trouver son style et sa spécificité, fidèle à ses propres valeurs et à celles de son prédécesseur. Elle a fait campagne sur le thème de la continuité avec la politique d'AMLO, mais elle a aussi des différences avec lui qui vont ressortir. C'est du moins ce que l'on peut espérer. La proportion de continuité et celle de rupture dans son action vont devoir s'établir bientôt.

Certaines thématiques contemporaines sont étrangères à AMLO, soit par calcul, soit par culture ; il ne saisit pas bien les luttes féministes, les engagements écologiques et les enjeux des univers intellectuels ou artistiques. La présidente élue est avant tout une scientifique spécialiste des problèmes écologiques, chercheuse de haut niveau dans ce domaine. Universitaire reconnue, elle a aussi un parcours de militante, engagée et disciplinée. Souvent discrète, elle a dû montrer son parcours pendant la campagne avec des photographies de jeunesse, où on la voit aussi bien en danseuse classique qu'au sein de groupes d'étudiants en pleine lutte pour leurs droits. Il semble donc qu'elle tienne un équilibre entre la poursuite de la transformation du pays voulue par son mentor, AMLO, et l'affirmation d'une politique propre qui devrait bientôt émerger. Tous les observateurs attendent les premières mesures qu'elle prendra pour voir jusqu'où elle va suivre les consignes du président actuel. Elle va devoir ménager la base électorale tout en prenant un peu de distance avec la politique de son prédécesseur, avec la sourde impression qu'existe un risque d'implosion du mouvement Morena, dont les différentes factions n'ont qu'un seul point commun, AMLO le rassembleur.

Faiblesse de l'opposition

Une autre leçon de ce scrutin est la faiblesse spectaculaire de l'opposition. Trois partis qui se détestent profondément, pour des raisons de fond et d'autres plus historiques, ont cru devoir s'allier pour tenter de chasser les dirigeants actuels du pouvoir. Preuve avant tout d'une incapacité à proposer un programme solide. Cette façon de procéder a été le plus bel argument pour AMLO et Claudia Sheinbaum : en annonçant que les partis du passé, inefficaces et corrompus, n'avaient pour but que de s'opposer, il les condamnait une fois de plus à courir derrière en tâchant d'exister. Cette prise de position n'a fait que montrer la vacuité de partis politiques à la dérive. L'écart entre les résultats de Morena et de l'opposition est abyssal et la montée d'une troisième force, Movimiento ciudadano, suscite l'intérêt des politologues mais ne change pas la donne.

Claudia Sheinbaum est confortablement installée à la tête du pays, avec une majorité au Parlement qui lui permet de gouverner sans pouvoir modifier la Constitution, désir d'AMLO mais qui nécessite les deux tiers des députés et sénateurs. Elle va devoir clarifier la relation avec les militaires, qui ont été curieusement choyés par le président actuel qui leur a donné un nombre surprenant d'avantages, en particulier la gestion de nombreux organismes qui n'ont rien à voir avec la tâche réservée en général aux forces armées. Cela n'échappe à personne que l'ombre du narco-pouvoir plane sur ces décisions, mais il est difficile d'émettre des conclusions claires à ce sujet. Par ailleurs, le très grave problème de la violence et de la sécurité reste toujours en suspens…

Claudia Sheinbaum, élue largement à la présidence du Mexique, est à la croisée des chemins. Elle hérite du pouvoir, mais elle est consciente des lacunes et des erreurs des six dernières années. Elle va devoir rassurer les militants sur sa capacité à poursuivre les efforts entrepris par AMLO, mais aussi corriger les abus, le style de gouvernance et le manque de modernité qui ont caractérisé le pouvoir mexicain au cours du passé récent. Ce difficile équilibre constitue le défi qui l'attend.

Pol Olarian

Résident français au Mexique, il a notamment publié « En Amérique latine, la politique à l'état brut » (*Esprit*, novembre 2019).

Le malentendu agricole

Le malentendu agricole

Introduction

Jacques-Yves Bellay

Au mois de septembre dernier, le numéro un mondial du lait, Lactalis, a annoncé sa décision de réduire de 9 % sa collecte de lait, de 450 millions de litres, condamnant plus de 400 exploitants à trouver d'autres débouchés ou à se reconvertir au prix d'une équation économique insoluble tant, pour beaucoup, leur taux d'endettement est élevé. Dans le même temps, l'agriculture biologique fait face à des crises de financement et de foncier récurrentes. Ainsi, à Denée, près d'Angers, un projet de création d'une ferme est refusé, les terres disponibles étant attribuées à l'agrandissement de fermes existantes par la Safer (Société d'aménagement foncier et d'établissement rural) et la chambre d'agriculture où siègent en majorité des élus de la Fédération nationale des syndicats d'exploitants agricoles (FNSEA).

Ces deux décisions récentes illustrent les contradictions qui traversent le monde agricole contemporain, pris entre un modèle productiviste hérité des années 1960, aujourd'hui en souffrance, et un modèle où l'agriculteur produit à la fois du paysage, du lien avec son environnement et des produits de saison, mais qui peine à se consolider en véritable solution de remplacement. Ce dossier a voulu donner une place à la parole de ceux et celles qui s'essaient néanmoins à la construire. La préservation du bien-être animal, de la biodiversité et l'amélioration des conditions de travail sont au cœur de leurs préoccupations. En un mot, ils sont de ceux-là qui veulent redonner du sens au métier d'agriculteur et d'éleveur. Ils attestent de la nécessité vitale de répondre à l'urgence démographique de leur profession, les jeunes générations refusant le modèle techno-économique dominant, et à celle de la préservation de la planète.

Les exploitants agricoles représentent moins de 6 % des actifs et 1,34 % de la population globale. Ils étaient 6 millions en 1940, encore près de 4 millions en 1960, pour être 390 000 aujourd'hui. La superficie des exploitations ne cesse de croître, les fermes familiales disparaissent petit à petit, laissant place à une industrialisation de la terre où les produits sont devenus des objets. Quand les portions de nourriture des animaux sont calibrées par des systèmes informatiques dosant à distance la quantité jugée suffisante, l'animal est lui aussi réduit à l'état d'objet, dans de gigantesques enclos. Comme le souligne François Léger, on assiste à un éloignement cognitif de ce que représentent la nature et le vivant, l'agriculteur étant réduit à une fonction de pilotage d'un ensemble de machines et de processus largement informatisés.

Mais ce dossier se penche aussi sur ce qui ressemble à un malentendu social sur la question de l'agriculture. Alors même que la vie paysanne et les paysages ruraux occupent encore une place très importante dans l'imaginaire, le modèle productiviste de l'agriculture sous le triple contrôle des coopératives, du syndicat dominant – la FNSEA – et du Crédit agricole a conduit à une réification du monde rural. Même si la production agricole, ses rites et ses rythmes ont quasiment disparu du quotidien de nos sociétés, un sentiment de filiation perdure à l'endroit de la vie à la campagne, qui pourtant n'existe plus, ou du moins plus sous ces formes largement idéalisées. Ces contradictions se retrouvent dans nos assiettes, entre aspiration aux produits locaux et de saison, et consommation de produits transformés achetés au supermarché. À travers ces ambivalences, une attitude d'empathie subsiste vis-à-vis des revendications et des révoltes récurrentes des agriculteurs. Les pouvoirs publics sont d'ailleurs étonnamment tolérants face aux exactions commises par les manifestations agricoles, entre blocages de routes, déversement de fumier, voire incendies : l'État ne réagit pas, cogérant l'affaire avec la FNSEA. On est loin de la rhétorique et des moyens déployés contre les Soulèvements de la Terre ou encore les Gilets jaunes. Mais le désarroi d'agriculteurs exerçant dans des conditions de plus en plus difficiles, avec le sentiment d'être aujourd'hui vilipendés comme destructeurs de la nature, suscite légitimement la compassion.

Un sentiment de filiation perdure à l'endroit de la vie à la campagne.

La question agricole est donc politique. Refuser de la poser en termes dialectiques, entre la préservation de l'environnement et les efforts de nombre de paysans pour s'adapter aux contraintes de la production, stigmatiser en les opposant les tenants d'un modèle ou d'un autre, mène à des crispations qui favorisent un *statu quo* problématique, l'agriculture étant responsable de plus de 10 % des émissions de gaz à effet de serre, et l'usage des pesticides posant un indéniable problème de santé publique. Du côté de la profession agricole, entre le ras-le-bol des normes, le souhait d'un libre-échange sans contrainte et la volonté de vivre de son travail, la pente mène tout droit à des positions ultra-conservatrices, voire à un vote d'extrême droite que l'on a vu progresser de façon significative lors des derniers scrutins. L'Europe elle-même peine à mettre en œuvre le fameux Pacte vert dans l'agriculture, les lobbys de tous bords étant mobilisés contre les directives de la Commission quand il s'agit de lutter contre les pesticides ou le gel des terres. Ce sont les mêmes qui continuent de soutenir la politique agricole commune qui rapporte 9 milliards d'euros à la France, cette somme étant toujours calculée à l'hectare, favorisant ainsi les gros exploitants.

En s'engageant résolument du côté des agriculteurs qui essaient de repenser le rapport au vivant, il ne s'agit pas de prétendre apporter des solutions à un problème particulièrement complexe, mais simplement de contribuer à saisir le réel dans ses contradictions. On peut craindre que l'antagonisme entre l'agro-industrie et une agriculture raisonnée ne tourne à l'avantage de la première, tant les forces en présence sont disproportionnées. Les divers gouvernements ne peuvent ou ne veulent avoir une vision du monde agricole de demain. Ils louvoient au gré des circonstances et des intérêts. De ce point de vue, peut-être que la question agricole incarne le mieux ce qui manque aux sociétés contemporaines : la possibilité de se donner un récit partagé de ce qui nous arrive, et un cap pour agir.

La fin des agriculteurs ?

François Léger

Les résultats du recensement général de l'agriculture de 2020 marquent une ère nouvelle des mondes agricoles et ruraux français. Le nombre d'exploitations agricoles est passé sous la barre des 400 000 sur le territoire métropolitain, soit 100 000 de moins que dix ans auparavant, quatre fois moins qu'en 1970[1]. Le nombre des emplois agricoles connaît une baisse comparable : 660 000 équivalents temps plein, 60 000 de moins qu'en 2010, là encore quatre fois moins qu'en 1970. Les campagnes se vident de leurs fermes et de leurs agriculteurs à un rythme dont tout laisse craindre qu'il se poursuive au moins au même rythme dans les années à venir, compte tenu de la pyramide des âges des chefs d'exploitation (51 % ont plus de 55 ans) et du faible espoir de reprise dans le cadre familial manifesté par les exploitants de plus de 50 ans (moins de 30 % se disent assurés de leur succession). La surface agricole utile, pour sa part, n'a que faiblement diminué (– 1,1 %) au cours des dix dernières années. Cela signifie que le processus d'agrandissement des structures se poursuit à un rythme toujours plus soutenu : la seule catégorie de fermes dont le nombre a été en augmentation dans les dix dernières années regroupe celles, de plus en plus spécialisées, comptant au moins 200 hectares.

Ce double mouvement démographique et structurel a des conséquences multiples et à bien des égards dramatiques, écologiques, sociales et culturelles. Il participe largement au phénomène de dévitalisation des zones rurales, dont on mesure les conséquences à chaque échéance électorale. Il n'est rendu possible qu'au prix d'une nouvelle révolution technologique qui permet l'accroissement constant de la productivité du

1 - Pour un regard synthétique sur les principaux résultats de ce recensement, voir le site VizAgreste du ministère de l'Agriculture.

travail, condition indépassable du maintien, sinon de l'augmentation, de la productivité du capital, devenue l'horizon de pensée d'une proportion croissante des exploitants agricoles, marquant le glissement progressif dans ces agricultures de firme et augurant le temps de *« la fin des exploitants agricoles »* et d'*« une agriculture sans agriculteurs »*[2]. Revenir sur ces dimensions technologiques semble nécessaire pour comprendre ce qui se joue aujourd'hui dans les campagnes, dans le métier et l'identité des agriculteurs, autant que pour appréhender les résistances à ce mouvement.

La modernisation agricole

À dire vrai, si les moyens changent, les nouvelles technologies de « l'agriculture 2.0 » ne rompent en rien avec le paradigme qui a présidé aux phases de rationalisation de l'agriculture qui ont marqué son histoire depuis la seconde moitié du XIXe siècle. Ce paradigme fondamental peut être schématisé par un ensemble ordonné de cinq axiomes. Axiome « naturaliste »: les phénomènes en jeu dans la production agricole sont d'ordre physico-chimique et biologique, et obéissent à des lois naturelles à valeur universelle. Axiome « économique »: l'activité agricole est une activité de production, dont l'efficacité est tout entière mesurée par le rendement (par unité de production, surface ou tête de bétail). Axiome « génétique »: hypothèse d'un potentiel productif maximal absolu pour chaque espèce domestique, pouvant être approché par l'effort de sélection. Axiome « réductionniste »: existence pour chaque processus de production d'une hiérarchie des facteurs limitants, pouvant être établie par des approches analytiques expérimentales. Axiome « techniciste »: recherche de la maximisation de l'expression du potentiel génétique des espèces animales et végétales par la définition de solutions techniques permettant de surmonter les facteurs limitants, s'appuyant sur un corpus de connaissances génériques ayant fait l'objet d'une démonstration expérimentale « en laboratoire ».

Ce modèle de pensée permettait de proposer aux agriculteurs des ensembles de préconisations ponctuelles, simples, cohérentes, efficaces.

2 - Voir François Purseigle, Geneviève Nguyen et Pierre Blanc (sous la dir. de), *Le Nouveau Capitalisme agricole. De la ferme à la firme*, Paris, Presses de Sciences Po, 2017 ; F. Purseigle et Bertrand Hervieu, *Une agriculture sans agriculteurs. La révolution indicible*, Paris, Presses de Sciences Po, 2022.

Pour les adapter aux conditions locales, des essais et des démonstrations démultipliées dans les territoires agricoles semblaient suffisants. Entre 1946 et 1959, ce schéma de diffusion de masse a été principalement assuré par les services de vulgarisation agricole de l'État[3]. Les résultats ont été mitigés. Les résistances dans l'adoption de ces préconisations sont souvent interprétées par l'écart entre celles-ci et le référentiel cognitif et culturel des agriculteurs auxquels elles étaient destinées. Pour rendre la vulgarisation plus efficace, les lois de 1959 et les suivantes ont confié de plus en plus de responsabilités aux organisations professionnelles agricoles, dont un grand nombre de cadres avaient été formés dans les dispositifs d'éducation populaire mis en place par la Jeunesse agricole catholique (JAC). Les chambres d'agriculture et leurs conseillers agricoles sont devenus alors le pivot de la diffusion du progrès agricole[4].

Le processus de modernisation technique s'est intensifié dans les années 1960, tout particulièrement après l'application de la loi sur le développement agricole de 1966[5]. Celle-ci fixait comme objectif au conseil agricole non seulement la vulgarisation technique, mais aussi et surtout l'acquisition par les agriculteurs des compétences qui leur permettraient de pleinement s'approprier et mettre en œuvre les préconisations qui leur étaient proposées. Elle a été favorisée par la pénétration du modèle de l'exploitation familiale, porté dès les années 1950 par le Centre national des jeunes agriculteurs (CNJA) et désormais revendiqué par une majorité d'agriculteurs, dans lequel la capacité d'appropriation et d'application des techniques devenait un critère central d'excellence professionnelle. Elle s'est appuyée sur de nouvelles formes de diffusion du progrès technique, impliquant plus directement les agriculteurs.

Au côté des formes descendantes expérimentation-démonstration héritées des dispositifs antérieurs, l'« agriculture de groupe » a pris une

3 - Voir Léon Rolland, « L'histoire de la vulgarisation agricole avant 1966 », *Économie rurale*, n° 159, janvier-février 1984, p. 11-16.

4 - Voir Françoise Gerbaux et Pierre Muller, « La naissance du développement agricole en France », *Économie rurale*, n° 159, janvier-février 1984, p. 17-22.

5 - *« Les actions de développement agricole ont pour objet de diffuser parmi les agriculteurs les connaissances nécessaires pour l'amélioration des techniques de production agricole, des conditions de gestion des entreprises et groupements agricoles et des structures économiques de production et de vente, ainsi qu'à l'amélioration des conditions de vie desdits agriculteurs et de leurs familles ; de faire prendre conscience aux agriculteurs et aux organisations professionnelles des problèmes techniques, économiques et sociaux dont la solution intéresse l'avenir de leur région »* (décret du 4 octobre 1966 mettant en place un nouveau dispositif de gestion de la diffusion des techniques agricoles).

importance croissante. Ce dispositif, réunissant des groupes d'agriculteurs autour de leur conseiller, permettait de mettre en débat les innovations et les préconisations techniques en les situant dans le contexte des exploitations locales et de l'intégralité des enjeux qu'elles devaient affronter, techniques certes, mais aussi économiques, ergonomiques et même socioculturels, tant au niveau des exploitations que des filières où elles s'intégraient. Ces démarches, qui autorisaient une approche plus globale de la question du progrès, réfléchie avec les agriculteurs concernés, s'inspiraient directement des méthodes d'éducation populaire adoptées par la JAC, les Centres d'initiatives pour valoriser l'agriculture et le milieu rural (Civam), mais aussi les groupes de « gros agriculteurs » héritiers des sociétés agricoles savantes du XIXe siècle. Les groupes ne réunissaient le plus souvent que la frange la plus dynamique des agriculteurs. Le transfert aux autres agriculteurs, suiveurs ou rétifs, se faisait essentiellement « par-dessus la haie », dans des interactions directes entre les pionniers et leurs voisins. L'une des forces de ce modèle de développement est d'avoir institué la technique et le progrès technique en un *« commun de connaissances*[6] *»*, constitutif de l'identité professionnelle et sociale des exploitants agricoles. Il ne rompait pas pour autant avec le modèle descendant de circulation des connaissances techniques, qui continuaient à circuler de haut en bas, dans la chaîne Institut national de la recherche agronomique (Inra)/instituts techniques/chambres d'agriculture/groupes d'agriculteurs encadrés. Les innovations endogènes n'y avaient qu'une place très marginale.

Ce modèle de l'agriculture de groupe et du diffusionnisme en tache d'huile a prospéré des années 1960 aux années 1980, contribuant au miracle des « Trente Glorieuses » de l'agriculture française, pour s'épuiser progressivement dans les années suivantes. Les causes doivent être recherchées dans la montée en puissance de formes d'individualisme entrepreneurial de plus en plus présentes, y compris dans les mondes agricoles ; dans l'affaiblissement général des dispositifs collectifs, lié en particulier à l'effacement des producteurs dans des organisations coopératives et mutualistes de plus en plus concentrées et technicisées ;

6 - Charlotte Hess et Elinor Ostrom (sous la dir. de), *Understanding Knowledge as a Commons: From Theory to Practice*, Cambridge, MA, MIT Press, 2007. Voir aussi C. Hess, « Inscrire les communs de la connaissance dans les priorités de recherche », dans Vecam (sous la dir. de), *Libres Savoirs. Les biens communs de la connaissance*, Caen, C&F éditions, 2011, p. 33-54.

dans la priorité nouvelle donnée par les appareils aux actions de conseil individuel, souvent liée à des contraintes financières qui incitaient à privilégier les prestations payantes ; à l'effet sur les relations de proximité de l'effondrement de la démographie agricole ; à la dissolution des solidarités paysannes consécutives à ces transformations.

L'agriculture 2.0, une dépossession cognitive

Les causes de cet affaiblissement des dispositifs de développement agricole doivent aussi être recherchées dans les évolutions des techniques elles-mêmes. L'apparition de la sélection génomique, c'est-à-dire d'un processus portant sur les gènes ou ensembles de gènes et non plus des animaux ou des plantes « entiers », dépossède tous ceux qui n'ont pas « accès » aux gènes de la définition même du progrès génétique, accaparée par les laboratoires de recherche et de développement, publics ou privés. Il en résulte une accentuation de l'éloignement cognitif des agriculteurs aux plantes et aux animaux domestiques, entamé dans le processus engagé au XIXe siècle de marchandisation des reproducteurs et des semences. Des plantes et des animaux qui ne sont dès lors plus que des objets de production, au même titre que n'importe quelle machine.

Un même processus de réification/éloignement est à l'œuvre dans le développement des nouvelles technologies, regroupées sous le vocable d'agriculture et d'élevage de précision. L'objectif de l'agriculture de précision est d'optimiser l'usage des intrants (eau d'irrigation, engrais, produits de traitement, aliments du bétail…) pour améliorer l'efficacité économique, en n'utilisant que ce qui est nécessaire quand il faut et là où il faut, et pour limiter les externalités négatives (pollutions, émissions de gaz à effet de serre, etc.). Le *monitoring* automatisé des principaux facteurs pouvant affecter la production est au cœur de ce projet. Les informations sont recueillies par des systèmes embarqués (sur les tracteurs et les machines agricoles) ou distants (images satellitaires ou de drones). L'élevage de précision procède de la même logique : des informations sur les performances et l'état de chaque animal sont recueillies par des capteurs associés au robot de traite ou aux distributeurs d'aliments, pour adapter finement l'alimentation aux besoins physiologiques de production de chaque animal ou détecter des problèmes (infections probables…).

Dans de tels systèmes, seules les informations techniquement mesurables (par exemple, réflectométrie mesurant le stress hydrique ou état de nutrition azotée des plantes) vont être mobilisées. Elles sont analysées par un système expert informatisé sophistiqué, qui va décider des actions à mettre en œuvre en commandant directement les machines. Ainsi, les quantités d'azote minéral seront distribuées de façon différenciée au sein de la parcelle, cartographiée en fonction de la variable « état de la nutrition azotée du peuplement végétal » qui aura été mesurée par le système.

Les variables mesurées par ces systèmes experts sont signifiantes du point de vue de la physiologie végétale ou animale. Elles ne sont pas nécessairement explicites pour les agriculteurs, dont le diagnostic sur leurs cultures et leurs champs ou leurs animaux repose sur d'autres variables. Ceux-ci sont plus étrangers encore à la conception et aux paramétrages des logiciels. L'agriculteur n'est plus, en somme, que l'exécutant d'un programme défini par d'autres. Sa seule liberté d'action réside dans le choix de la technologie (tel système plutôt que tel autre) et, éventuellement, dans les objectifs que le système peut intégrer (la réduction des coûts plutôt que la maximisation des rendements). Sa place n'est plus que celle d'un gestionnaire de capital mobilisant les meilleurs instruments disponibles sur le marché et conformes à son projet économique. Une position qui ne peut être assumée que par certains, compte tenu du coût de ces dispositifs, participant au processus d'exclusion des plus fragiles qui a conduit à l'effondrement démographique déjà évoqué.

Mais les effets de ces types de technologies vont plus loin, comme en témoigne cette citation extraite d'un entretien avec un céréalier réalisé en 2021 : *« Ça marche, hein, y a pas de souci. J'amène le tracteur dans le champ, j'allume le truc. Le tracteur se pilote tout seul avec le GPS, derrière ça s'ouvre, ça se ferme, j'ai rien à faire. Je lis le journal sur mon téléphone, j'ai rien à faire. Mais du coup, je vois plus rien, je regarde plus rien. Déjà qu'enfermé dans cet engin, à deux mètres de haut… T'es plus au ras du sol… Tu vois plus, tu regardes plus. Ça marche, OK, mais bon… C'est comme si c'était plus mon blé, plus mon champ. »* L'objet même par lequel se définit le métier de cultivateur (le blé, le champ) s'efface derrière la machine, s'incorpore dans la machine. L'agriculteur n'est plus que l'agent

L'agriculteur n'est plus que l'agent de la machine, dépossédé du processus de définition des pratiques autant que de l'objet de ces pratiques.

de la machine, dépossédé du processus de définition des pratiques autant que de l'objet de ces pratiques.

Les développements actuels de la robotique poursuivent cette même voie. L'agriculteur n'a même plus besoin d'être présent, la machine effectue les tâches qui lui incombent jour et nuit. Le mode d'action de la machine est totalement déterminé par un corps de règles préétablies, sur la base de modèles alimentés par des situations de référence. Ceux-ci ne prennent en compte que ce qui est déjà connu et considéré comme ayant une valeur générique, sans considération pour la singularité du lieu et du moment : plus le système de l'agriculteur obéit à ces normes, plus le robot est efficace…

Les développements de l'intelligence artificielle permettent aujourd'hui d'imaginer des machines qui apprendraient dans l'interaction avec l'agriculteur et, incorporant son expérience, sauraient générer des mécanismes de décision de plus en plus en plus proches des siens, totalement adaptés à ses « façons de voir et de faire ». Une telle perspective se heurte néanmoins à la contradiction entre deux systèmes de pensée incohérents : logique « fermée » de la machine, analytique et limitée à un ensemble préétabli de variables techniquement mesurables décrivant un objet prédéfini déclenchant des actions tout aussi prédéfinies ; approche « ouverte » de l'humain, de nature holiste, largement non formalisée, voire « instinctive », reposant sur des ensembles contingents de variables indicatrices de l'état (ap)perçu à chaque instant des objets de l'action, eux-mêmes pluriels, contingents et situés. Une contradiction qui paraît aujourd'hui encore insurmontable, dès lors que la conception industrielle de la machine, précédant et délimitant l'action elle-même, ne peut être autre que réductionniste. Une agriculture sans agriculteur n'est pas seulement un problème de campagnes qui se désertifient ; c'est aussi une affaire de disparition d'un métier et, avec ce métier, du corpus de connaissances et de savoirs qui fondait le lien fondamental au vivant dont les paysans et les agriculteurs étaient dépositaires depuis des millénaires, au nom de la société tout entière.

L'autonomie paysanne

Si certains agriculteurs se satisfont d'être des chefs d'entreprise définis par leurs seules compétences gestionnaires, d'autres vivent plus mal l'effacement de leur métier et des savoirs et compétences particuliers qui lui étaient attachés. Une situation souvent difficilement avouée, mais qui pèse lourdement dans le mal-être général que les manifestations de l'hiver 2023-2024 ont révélé au grand jour.

En réalité, cette perte d'identité, provoquée par l'impératif de se soumettre aux lois d'un progrès technique dont la définition échappe aux agriculteurs, n'est pas à proprement nouvelle. Tout au long du processus de modernisation à marche forcée engagé après la Seconde Guerre mondiale, des voix se sont élevées contre un processus compris comme une forme de déculturation forcée[7], analogue à celle dont avaient été victimes les populations des colonies. Ces voix ne venaient pas des paysans rétifs au progrès mais, le plus souvent, de paysans très engagés dans la voie de la modernisation technique, qui ont peu à peu découvert que les formes techniques qui leur étaient proposées contraignaient, voire annihilaient leur autonomie cognitive et décisionnelle, faisant d'eux les objets et non les sujets du développement agricole, et les plaçant dans une position de dépendance économique aux autres échelons, tant d'aval que d'amont, qui étaient les seuls réels bénéficiaires du processus de modernisation.

Le Centre d'études techniques agricoles (Ceta) de Corlay et son fondateur André Pochon sont l'exemple peut-être le mieux connu de cette prise de conscience, aboutissant à des « stratégies d'*exit* » du modèle technico-économique dominant. Pionniers de la modernisation de l'élevage laitier en Bretagne, au contact direct de l'Inra, expérimentant au sein de ce collectif les préconisations de conduite des herbages des scientifiques, ils en ont rapidement découvert les défauts et les limites, et ont mis progressivement au point leur propre schéma de conduite technique, allant jusqu'à le construire en remplacement du modèle de l'alimentation des vaches laitières à base d'ensilage de maïs et de soja (importé) qui s'est imposé dans les années 1970, au nom de *« l'autonomie paysanne »*, revendication tout à la fois économique, sociale et culturelle puis écologique[8].

7 - Voir Henri Mendras, *La Fin des paysans* [1967], Arles, Actes Sud, coll. « Babel », 1992.

8 - Voir André Pochon, *Les Champs du possible. Plaidoyer pour une agriculture durable* [1998], Paris, La Découverte, coll. « Alternatives économiques », 2002.

Le mouvement de l'agriculture biologique, né des premières critiques de la « science agronomique autoritaire » et de l'industrialisation de l'agriculture, avec ses effets tant sanitaires que sociaux et (déjà) écologiques[9], procède du même cheminement intellectuel. Il en va de même de l'émergence de l'agroécologie comme substrat scientifique d'une agriculture durable pour et par les paysans des Suds, en opposition aux effets écologiques, culturels et économiques de la révolution verte.

Agriculture paysanne, agriculture biologique, agroécologie « forte[10] » constituent ainsi le socle conceptuel définissant un nouveau paradigme pour une alternative émancipatrice à l'agriculture industrielle, fondée non sur le rejet de la science mais sur la capacité des paysans à s'approprier la science et à l'hybrider avec leurs propres systèmes de connaissance. Parler de coexistence entre ces deux mondes, « industriel » d'une part, *« citoyen et territorial*[11] *»* d'autre part, serait naïf. Entre eux, c'est un combat sans pitié qui se livre, *« des robots, pas des néo »* d'un côté, *« pas de pays sans paysans »* de l'autre. Un combat à armes inégales, tant les entreprises du secteur agroalimentaire et les politiques agricoles pèsent de tout leur poids en faveur d'un monde agricole industriel, normé, standardisé, débarrassé des dernières traces des cultures et des savoirs paysans, mais pleinement efficace dans le jeu du capitalisme extractiviste mondialisé.

Refaire de l'agronomie ?

La très grande majorité des agriculteurs est tiraillée entre ces deux pôles irréductibles, écartelée entre un attachement viscéral au modèle de l'« exploitant agricole », ancré dans l'économie marchande, capable de s'approprier et de maîtriser le progrès technologique, et le sentiment de dépossession cognitive et décisionnelle qu'engendre ce progrès. Pour les plus inquiets – ou les plus lucides – d'entre eux, « refaire de l'agronomie »

9 - Albert Howard, *Testament agricole. Pour une agriculture naturelle* [1943], trad. Jean Usse, Escalquens, Dangles, 2010.

10 - En référence au concept de développement durable fort, considérant sans hiérarchie les trois piliers écologique, social et économique : voir Wilfred Beckerman, "Sustainable development: Is it a useful concept?", *Environmental Values*, vol. 3, n° 3, automne 1994, p. 191-209, et la discussion par Herman E. Daly, Michael Jacobs et Henryk Skolimowski, dans *Environmental Values*, vol. 4, n° 1, février 1995, p. 49-70.

11 - Pour reprendre la dénomination du pôle InPact, regroupant les principales organisations se revendiquant de l'agriculture paysanne.

apparaît comme une solution à ce dilemme. Un exemple significatif d'une telle attitude se trouve dans les réseaux mobilisés pour l'agriculture de conservation des sols.

Nés dans les années 1990, hors de la sphère de la recherche et des appareils de développement, mais s'appuyant sur des travaux scientifiques conduits loin de France[12], ces réseaux regroupent des agriculteurs et des techniciens agricoles. Ils reposent sur des rencontres directes d'agriculteurs expérimentateurs, renouant avec l'agriculture de groupe, mais aussi sur des échanges virtuels, *via* des blogs, les réseaux sociaux ou des chaînes YouTube. D'abord préoccupés par des considérations de réduction des coûts de mécanisation et la recherche de matériels adaptés à ces techniques, pour lesquels ils vont devoir souvent innover faute d'équipements disponibles, ces réseaux prennent progressivement de plus en plus au sérieux la question de la « santé du sol », considéré comme un écosystème vivant.

Cette écologisation progressive des réseaux de l'agriculture de conservation ne se fait pas sans susciter des tensions. En effet, le problème principal dans le semis sous couvert végétal est celui de la concurrence entre celui-ci et les plantes qu'on va y semer et récolter. L'usage des herbicides, et du glyphosate au premier chef, va être un temps considéré comme inévitable. La revendication de plus en plus nette d'une vision des sols comme écosystème oblige néanmoins à poser la question des effets du glyphosate sur son fonctionnement, en même temps que se développent des inquiétudes sur la santé humaine. Au cours des dernières années, le monde de l'agriculture de conservation va ainsi se partager entre trois tendances autour de l'usage du glyphosate : ceux qui considèrent qu'il est un mal nécessaire, dont les risques sont largement contrebalancés par les bénéfices en matière de rendement ; ceux qui cherchent à le réduire, appliquant des doses de plus en plus réduites pour affaiblir le couvert en place et laisser à la culture implantée le temps de se développer suffisamment pour prendre le dessus, et qui acceptent une perte de rendement limitée ; ceux qui cherchent à s'en débarrasser et à aller dans la direction d'une agriculture biologique de conservation, où la réduction des coûts permise

12 - En particulier ceux de Lucien Séguy, chercheur au Centre de coopération internationale en recherche agronomique pour le développement (Cirad), « inventeur » du semis sous couvert végétal : voir www.lucienseguy.fr.

par la suppression des traitements compense des pertes de rendement potentiellement plus importantes.

Au-delà des choix techniques, ces trois schémas dessinent une répartition évolutive sur l'axe opposant agriculture industrielle et agriculture citoyenne. Mais tous ces agriculteurs partagent la même volonté de retrouver une autonomie pleine et entière quant à la définition de leurs décisions techniques et la même revendication d'un métier fondé sur une connaissance intime, construite dans leur propre expérience, des plantes, du sol, de l'écologie de leur ferme, qui les rend capables de s'approprier et d'interpréter les connaissances scientifiques autant que de choisir en toute connaissance de cause les innovations qui leur sont proposées.

Ces démarches de « reconquête cognitive » suffiront-elles à sauvegarder le métier d'agriculteur ? La permanence de la considération du rendement comme seul horizon de l'excellence professionnelle ne risque-t-elle pas de ramener ces agriculteurs vers le monde industriel, au risque d'y perdre ce « commun de connaissances sur le vivant » constitutif de l'identité qu'ils revendiquent à travers leur affirmation du « retour à l'agronomie » ? L'approfondissement d'une lecture écologique, où le travail pour le maintien des fonctionnalités de l'agroécosystème prime, dont le rendement est plus la récompense que le but, ne les entraînera-t-il pas vers le monde de l'agriculture « citoyenne et territoriale », au risque de rompre avec la « communauté des exploitants agricoles » qui est la leur ? Il n'est pas certain qu'une troisième voie puisse exister durablement entre rupture radicale et soumission au modèle d'une agriculture sans agriculteurs.

Colères agricoles

Pierre-Henri Bono et François Purseigle

De l'opération silencieuse des panneaux renversés à l'entrée des villages lancée par des jeunes agriculteurs au blocage de l'autoroute A64 par le groupe autonome des Ultras, en passant par l'intrusion de militants de la Coordination rurale dans le marché d'intérêt national de Rungis, l'hiver 2023-2024 aura mis brusquement en exergue la colère jusqu'alors sourde des mondes agricoles français. Malgré leur effacement démographique, l'éclatement des formes d'organisations sociales et les controverses qui les caractérisent, les agriculteurs et agricultrices n'en demeurent pas moins une minorité agissante dans l'espace public[1]. Les récentes manifestations attestent de la capacité intacte des mondes agricoles, considérés par certains comme rayés de la carte, à se mobiliser et à constituer une *« force politique visible[2] »*.

Le malaise paysan prospère depuis quelques années sur des transformations indicibles, que dissimule aujourd'hui un sentiment d'incompréhension entre les agriculteurs et agricultrices et le reste des Français. Ce malaise est également celui d'une profession que la société regarde avant tout comme elle la souhaite et non comme elle est ou comme elle aspire elle-même à être. Cette vision fantasmée de l'agriculture, incarnée parfois dans certaines politiques publiques, bute aujourd'hui sur de nouvelles réalités qui conduisent à l'exaspération d'une grande partie des agriculteurs français.

Plus qu'une crise, cette « gronde » agricole, persistante et protéiforme, témoigne aussi d'une profession dont les fondements démographiques, économiques et territoriaux sont sapés. De quelles colères l'agriculture est-elle aujourd'hui le nom ? Dans quelle mesure ces colères illustrent-elles des transformations majeures que la société ne saurait voir et comprendre ?

1 - François Purseigle et Bertrand Hervieu, *Une agriculture sans agriculteurs. La révolution indicible*, Paris, Presses de Sciences Po, 2022.
2 - Jérôme Fourquet et Jean-Laurent Cassely, *La France sous nos yeux. Économie, paysages, nouveaux modes de vie*, Paris, Seuil, 2021.

Nous appuyant sur une enquête d'ampleur, originale et spécifique, réalisée auprès d'une population de 1 434 chefs d'exploitation interrogés entre le 8 et le 29 avril 2024[3], mais aussi des observations de terrain et des entretiens réalisés avec de nombreux acteurs du monde agricole, nous entendons ici éclairer et objectiver les tendances sociales et politiques qui fondent ce faisceau de colères, en segmentant et en caractérisant les attentes multiples de cette population agricole. Quelles sont les principales raisons qui poussent les agriculteurs à manifester leur mécontentement ? Qu'attendent-ils notamment de l'Europe et, plus largement, des politiques ?

Un même faisceau de colères

Alors que les manifestations sont généralement déclenchées par des événements politiques ou des crises spécifiques affectant certaines filières ou certains territoires, l'actuelle gronde agricole, dont les racines sont profondes, est générale et repose sur un entrelacs de motifs.

L'analyse textuelle des réponses à la question ouverte de notre enquête *« Quelles sont selon vous les principales raisons qui poussent les agriculteurs à manifester leur mécontentement[4] ? »* dégage trois classes principales de discours : « le ras-le-bol des normes, de l'administratif » (49 % des réponses) ; la dénonciation de ce qui s'apparente pour eux à « un abandon » et « un système à bout » (37 %) ; la revendication d'une « juste rémunération au regard du travail réalisé » (12 %). Souvent combinés dans les témoignages recueillis, ces trois registres de discours nourrissent une

3 - Notre enquête prend la forme d'une consultation par courriel, conçue par Pierre-Henri Bono et François Purseigle en collaboration avec le groupe de presse Réussir. Les résultats ont été redressés à partir du recensement de la population, en ne gardant que les exploitants agricoles, en fonction de l'âge, du sexe et de la région du répondant. À l'issue du redressement, notre échantillon concerne 1 258 agriculteurs. La diffusion de cette enquête auprès des chefs d'exploitation a été réalisée en partenariat avec le groupe d'information agricole Réussir. Parmi les personnes interrogées dans notre enquête, 39,6 % ont participé aux manifestations de l'hiver 2023-2024 (13 % de manière très régulière), 43 % soutenaient le mouvement sans pour autant avoir manifesté et 13 % n'ont participé à aucune manifestation en raison de désaccords avec les principales revendications affichées. Nous remercions Nicole Ouvrard, Romain Ferrier et Arnaud Poncelet pour leur collaboration. Nous tenons également à remercier Geneviève Nguyen, Valérie Olivier, Sophie Thoyer, Pauline Lécole, Bertrand Hervieu, Samuel Ouahab et Pierre Compère pour leurs suggestions lors de la conception de notre questionnaire et leurs remarques constructives.

4 - L'analyse a été réalisée à l'aide du logiciel d'analyse textuelle Alceste. Nous tenons ici à remercier Valérie Olivier et Jonathan Germano pour leur aide précieuse dans le traitement des données.

même exaspération, partagée par des agriculteurs aux profils divers, des « petits » comme des « gros », du Nord au Sud, qu'ils soient « céréaliers » ou « éleveurs ».

Domine ainsi chez la plupart des agriculteurs français (un agriculteur sur deux évoque ce thème) un ras-le-bol de la complexité administrative, de la lourdeur qui y est associée et de la surcharge de travail qu'elle occasionne dans des exploitations qui manquent de bras. *« Ras-le-bol des décisions prises dans les bureaux et en non-adéquation avec le terrain »*, explique Pauline, 32 ans, agricultrice en polyculture-élevage dans le Sud-Est. Pour beaucoup, la question n'est pas de savoir s'il faut ou non supprimer toute réglementation. Les agriculteurs, au travers de leurs nombreuses organisations professionnelles, sont d'ailleurs eux-mêmes producteurs de cadres normatifs pensés comme des outils de gestion de marché. Le reproche ici formulé à l'administration tient au fait qu'ils ne perçoivent pas la pertinence économique, agronomique, voire environnementale d'exigences réglementaires qui leur sont imposées. Selon eux, l'accumulation de règles remet en cause leur sens et leur applicabilité. Ainsi, pour 56,6 % des agriculteurs interrogés dans notre étude, la cohérence entre les réglementations est une priorité, suivie par l'allègement des contraintes environnementales (49 %) et la simplification des procédures liées à la politique agricole commune (48 %). L'exigence réglementaire est aussi – peut-être même surtout – perçue comme déloyale au regard des pratiques d'autres pays de l'Union européenne ou de pays tiers. *« OK pour les normes, mais il faut des clauses miroirs obligatoires, les normes ne sont pas logiques »*, nous écrit Jean, 37 ans, éleveur dans le Nord-Est. Pour d'autres, l'agriculture serait « bridée », voire « abandonnée » ou « sacrifiée » sur l'autel du libre-échange. Pierre, éleveur de 50 ans dans le Sud-Ouest, dénonce ainsi une *« Union européenne* [qui] *obéit aux doctrines du libéralisme économique* […], *complètement ouverte* [et qui] *n'adopte aucun protectionnisme »*.

La baisse de certains revenus et la disparition de certaines filières seraient le signe d'un abandon de l'État, des institutions et même des organisations agricoles elles-mêmes. Ce sentiment d'abandon serait le reflet d'un appareil de représentation syndicale qui n'incarnerait plus la diversité des situations agricoles. Un éleveur du Nord-Est de 43 ans considère que si les agriculteurs manifestent, c'est *« parce qu'ils ont été trompés par les politiques de cogestion de la FNSEA* [Fédération nationale des syndicats d'exploitants agricoles] *»*. D'autres dénoncent le manque d'appui et de soutien de l'appareil de recherche et de développement. Un éleveur du Nord-Ouest se sent *« complètement abandonné par nos instituts techniques (Inra, chambres d'agriculture, coopératives…) »*. Le manque de projets structurants pour l'agriculture, l'absence d'une ligne directrice ou encore de protection dans un contexte géopolitique instable renforcent le sentiment de malaise du monde agricole.

Le troisième registre de discours concerne l'adéquation entre la rémunération et le travail accompli. Nombre d'agriculteurs considèrent que leur salaire (pour celles et ceux qui arrivent à en dégager un) n'est pas à l'image du temps et des efforts investis dans leur travail. Pour eux, la parité sociale et économique avec le reste des Français est loin d'être acquise. Cette réponse d'un éleveur de 67 ans, encore en activité dans le sud-est de la France, l'illustre : *« Des retraites de misère, scandaleuses par rapport aux autres Français. Impossibilité de prendre des vacances. Qui, en France, accepterait toutes ces contraintes pour un salaire de misère ? » « C'est de l'esclavage des temps modernes »*, nous répond encore un éleveur de 51 ans installé dans le nord-ouest de la France. Malgré leur passion du métier, celui-ci ne semble plus payer aux yeux des agriculteurs. Cela est à mettre en lien avec le fait qu'à peine la moitié des agriculteurs interrogés semblent satisfaits de leur niveau de la vie[5] (contre 59 % des Français et 57 % des ruraux).

Mais des attentes singulières selon les profils

Les différentes expressions de la colère agricole évoquées ne signifient pas pour autant que les mondes agricoles s'accordent sur une solution commune et partagée. Bien au contraire. Au fort niveau d'exaspération et à son entrelacs de raisons largement partagées correspond une dispersion des réponses à apporter et des attentes à l'endroit de l'Union européenne et, plus généralement, des pouvoirs publics.

Alors que les motifs de la colère transcendent largement leurs différents profils socio-économiques et politiques, l'analyse textuelle de la question ouverte *« Comme agriculteurs, qu'attendez-vous de l'Union européenne ? »* fait apparaître, quant à elle, trois classes d'attentes, qui font

5 - *« Dans quelle mesure êtes-vous satisfait de la vie que vous menez ? »* La variable est codée de 0 à 10, 0 voulant dire très insatisfait et 10 très satisfait.

Figure 1 – Une quête de reconnaissance différente selon les profils sociopolitiques

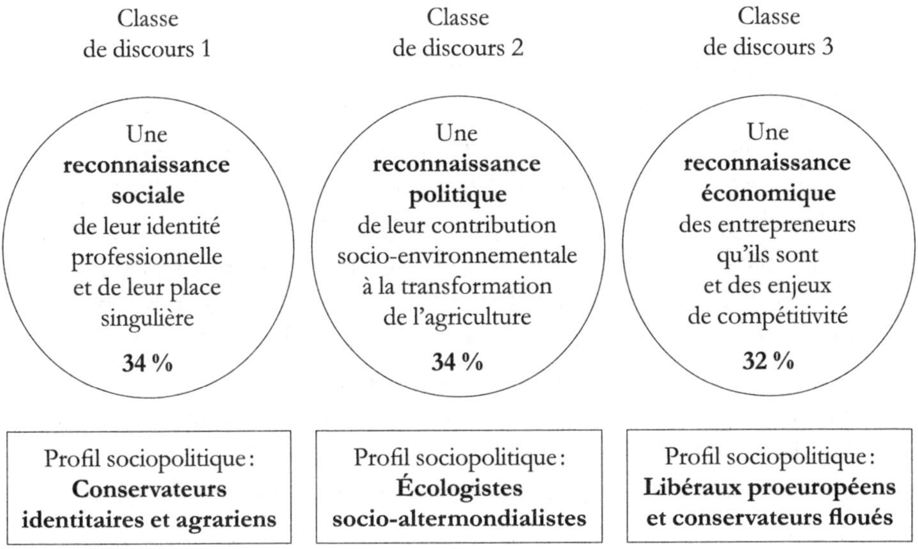

écho à la tripartition de l'espace idéologique des agriculteurs français[6]. Les attentes exprimées et les solutions espérées s'incarnent dans trois profils d'agriculteurs : les « conservateurs identitaires et agrariens », les « écologistes socio-altermondialistes » et les « libéraux proeuropéens et conservateurs floués ».

6 - Cette tripartition est issue du croisement de variables socio-économiques (âge, genre, taille de l'exploitation…) et de variables politiques (intentions de votes, proximités partisanes et syndicales…) recueillies lors de notre enquête. Deux types d'agriculteurs s'opposent assez nettement, ceux ayant un tropisme de gauche, les « écologistes socio-altermondialistes » (17,8 % des individus), et ceux ayant un tropisme de droite. Parmi ces derniers, on distingue cependant trois profils : deux profils incarnant un pôle de « libéraux proeuropéens et conservateurs floués » correspondant à la droite républicaine (30,1 % des individus) et centrale (30,3 % des individus) et un profil incarnant un pôle de « conservateurs identitaires et agrariens » proche de l'extrême droite (21,6 % des individus). Contrairement au reste de la population française, le pôle « écologistes socio-altermondialistes » semble moins représenté chez les agriculteurs et, même si nous pouvons noter une tentation, il convient de souligner une adhésion relativement moindre aux partis d'extrême droite que dans le reste de la population française. Ce qui semble faire encore de cet électorat un isolat repérable malgré une certaine banalisation en trois polarités que l'on retrouve dans le reste de la société. Voir Simon Persico, Florent Gougou et Tristan Guerra, « Tripartition et tripolarisation : les contours du nouvel ordre électoral », dans Vincent Tiberj, Kevin Brookes, Anja Durovic, Tristan Haute, Romain Mespoulet, S. Persico, Max-Valentin Robert, Amaïa Courty (sous la dir. de), *Citoyens et partis après 2022. Éloignement, fragmentation*, Paris, Presses universitaires de France, 2024.

Le premier type de discours relève d'une attente de reconnaissance sociale de l'identité professionnelle d'agriculteurs et d'un désir de reconnaissance de la place qu'ils occupent dans les territoires. Être à parité avec les autres ruraux, mais surtout « pouvoir faire » et « pouvoir vivre dignement de son métier » sont ici les maîtres-mots d'agriculteurs pour qui leur identité professionnelle serait en danger. Ces derniers entendent pouvoir exercer leur métier comme ils le souhaitent et n'attendent plus grand-chose, voire rien d'une Union européenne qui serait, selon eux, dirigée par des technocrates « hors sol » ne représentant pas le « peuple ». Un « peuple européen » et, surtout, un peuple des campagnes ne seraient plus entendus. Ce discours dénonce un prétendu décalage entre des élites et les agriculteurs. On attend ici de l'Europe qu'elle comprenne ce qu'ils sont et ce qu'ils veulent être, comme en témoigne cette agricultrice du Nord-Est : *«* [Je n'attends] *plus rien. Je suis complètement blasée. Personne ne veut rien comprendre. Qu'ils viennent travailler une année complète sur une exploitation agricole et ils comprendront peut-être. »*

Ce discours témoigne d'individus se pensant comme des exclus, aux marges de la société et toujours en quête de parité avec le reste de la société (*« on n'est pas pareil »*). *« Nous voulons pouvoir vivre comme les autres concitoyens français et disposer d'un revenu qui corresponde aux heures travaillées »*, souligne l'un d'entre eux. Il s'agit ici d'agriculteurs qui se projettent difficilement dans l'avenir et qui craignent pour celui de leurs enfants. Ce discours est surreprésenté dans celui des exploitants « conservateurs identitaires et agrariens ». Il est constitué d'agriculteurs qui se pensent assignés à leur situation économique et à des conditions de vie qu'ils n'ont pas choisies. Il s'agit souvent d'agriculteurs de moins de 40 ans ou d'âge intermédiaire, installés dans des entreprises individuelles sur lesquelles repose le poids d'une dette financière importante et surtout d'une dette morale à l'endroit de la famille. Ayant un niveau de scolarité plus faible que la moyenne des interrogés, ces agriculteurs déclarent souvent un faible revenu de leur ménage (moins de 1 249 euros) et sont plutôt insatisfaits de la vie qu'ils mènent. Leur regard sur l'Union européenne et ses actions est très négatif. Pas intéressés par la chose politique, ils s'autopositionnent idéologiquement le plus souvent à l'extrême droite de l'échiquier politique. Lorsqu'ils affichent une proximité partisane, il s'agit d'une proximité assumée avec le Rassemblement national et, lorsqu'ils se sentent proches d'un syndicat, c'est plutôt en faveur de la Coordination rurale. Ils ont, pour la plupart, voté Marine Le Pen au second tour de l'élection présidentielle de 2022 et leurs intentions de vote à la veille des élections européennes étaient en faveur de Jordan Bardella ou de Marion Maréchal. Ces corrélations électorales soulignées par l'analyse ne doivent cependant pas faire oublier que ce discours se retrouve aussi chez des agriculteurs qui ne se reconnaissent plus dans une gauche paysanne dont ils sont parfois issus et dont ils ont le sentiment qu'elle n'arrive plus à s'adresser aux producteurs agricoles.

Une deuxième classe exprime un désir de reconnaissance politique de la contribution socio-environnementale et de la transformation des systèmes agroalimentaires par les agriculteurs. Elle relève du nécessaire soutien aux « paysans » qu'il faudrait apporter au regard de leur protection et de leur prise en charge des questions environnementales et climatiques. Le soutien par les pouvoirs publics et notamment par l'Union européenne doit être ciblé et destiné avant tout à l'installation et à la transition agroécologique. Il ne s'agit pas ici de soutenir l'ensemble des agriculteurs, mais les « paysans » qui s'opposent à une agriculture dite industrielle et qui souhaitent changer de modèle agricole. Cela est illustré par les propos de Nicolas, installé en agriculture biologique dans le Sud-Ouest, qui attend de l'Union européenne *« qu'elle accompagne les agriculteurs vers les nécessaires changements radicaux de pratiques en matière d'environnement (pesticides, engrais chimiques, etc.), qu'elle soutienne l'agriculture paysanne (aide à l'actif plutôt qu'à l'hectare), orientée vers des produits de qualité accessibles au plus grand nombre »*.

La politique agricole commune doit soutenir une « petite » agriculture paysanne et « vivrière » et reconnaître la contribution écosystémique qui serait la sienne. Cette reconnaissance doit être rémunératrice du travail réalisé, et le respect de la profession passe alors par la capacité des pouvoirs publics à favoriser la construction d'un revenu « réel », ne reposant pas uniquement sur des subventions. Une idée se fait jour ici : celle d'un revenu « minimum », voire « universel » pour les services rendus par les paysans et paysannes en agriculture biologique. Les notions d'autosuffisance et de souveraineté alimentaire structurent cette classe de discours. L'Europe est attendue dans sa contribution au changement de modèle agricole et dans sa capacité à préserver la fertilité des sols et les écosystèmes en soutenant une agriculture adaptée à la nouvelle donne climatique. Il faut ici également encourager la production locale, s'opposer à des projets jugés « délirants », lutter contre l'accaparement foncier et les lobbys tout en surveillant les montages sociétaires des exploitations agricoles.

Ce discours se retrouve avant tout chez les paysans et paysannes appartenant au pôle des « écologistes socio-altermondialistes ». La composition socio-économique de ce pôle d'agriculteurs montre une plus forte proportion de femmes et de producteurs agricoles diplômés. Même si le niveau de revenu déclaré du ménage est souvent très faible (inférieur à 1 249 euros), ces paysans sont les plus satisfaits de la vie qu'ils mènent. Ce discours serait celui d'un groupe de « petits » paysans à la sobriété économique heureuse dans des exploitations individuelles de petite taille, souvent conduites en agriculture biologique.

Intéressés par les questions politiques et à contre-courant de la majorité des agriculteurs, ces individus considèrent que les politiques européennes exercent une influence très positive sur la protection de l'environnement, le climat ou la paix dans le monde. Il s'agit souvent d'agriculteurs n'ayant pas pris part (ou tardivement) aux dernières mobilisations, en raison de désaccords avec la plupart des revendications. Ils se positionnent clairement à gauche de l'échiquier politique et les partis dont ils se sentent les plus proches sont Les Écologistes ou La France insoumise. Parmi les syndicats agricoles, c'est, sans surprise, de la Confédération paysanne (et, dans une moindre mesure, du Mouvement de défense des exploitants familiaux) dont ils se sentent le plus proches.

Enfin, un troisième type de discours relève d'un souhait de reconnaissance économique pour les entrepreneurs qu'ils sont et les enjeux de compétitivité auxquels répond le secteur agricole. Celui-ci est fondé sur des attentes en matière d'équité réglementaire entre les États européens, notamment autour des questions sociales et environnementales. Harmonisation des normes, lutte contre le *dumping* social et abaissement des charges sont ici les revendications fondées sur la dénonciation des distorsions de concurrence. On est avant tout dans un mouvement de chefs d'entreprise.

Pour les tenants de ce discours, l'Europe doit imposer des règles identiques pour tous les pays, comme le souligne un agriculteur du Nord-Ouest : *« Qu'elle harmonise les règles sociales, économiques, environnementales et techniques entre tous les pays de l'UE pour qu'il n'y ait plus de distorsion de concurrence sur les normes ou le coût de la main-d'œuvre par exemple. Que l'on interdise l'importation de produits qui ne répondent pas aux normes imposées aux entreprises françaises (écologiques, sociétales, bien-être animal...), assouplissement des normes qui parfois se contredisent.* » La protection recherchée ici n'est pas tant celle de l'exploitant et de son exploitation que celle du marché agricole français vis-à-vis des autres pays européens et des pays européens vis-à-vis des pays tiers. Les agriculteurs qui font de cette attente une priorité recherchent avant tout de pouvoir être libres sur les marchés. Ce discours n'est pas fondé sur un rejet de la norme, mais sur la volonté d'une règle commune.

Contrairement aux attentes précédentes, celle-ci ne s'incarne pas dans les propriétés sociales, économiques et idéologiques d'un groupe spécifique, mais bien dans ceux de deux groupes d'agriculteurs. Le premier est constitué de « libéraux proeuropéens ». Il s'agit le plus souvent des mieux dotés économiquement. Évoluant dans des exploitations de grande taille en agriculture conventionnelle et le plus souvent en société, ces agriculteurs bien « installés » dans une carrière qui a débuté il y a quelques années (ils ont en moyenne plus de 56 ans) sont très satisfaits de la vie qu'ils mènent. Les polyculteurs-éleveurs du nord-ouest de la France se situent plutôt dans ce groupe. Héritiers des mouvements catholiques agricoles, ils ont un intérêt marqué pour les questions politiques et s'autopositionnent politiquement à droite ou au centre. Électeurs d'Emmanuel Macron en 2022, lorsqu'ils se pensent partisans, ces agriculteurs le sont des partis Renaissance ou Les Républicains. Ce qui est confirmé à la veille des dernières élections européennes par des intentions de vote plutôt en faveur de Valérie Hayer, mais également de François-Xavier Bellamy. Selon eux, les actions de l'Union européenne ont une influence positive pour la paix en Europe et dans le monde, la protection de l'environnement, la recherche, la croissance économique ou l'industrie. Enfin, ils montrent une proximité avec le syndicalisme majoritaire (FNSEA).

Le second groupe producteur de ce discours s'apparente à celui d'agriculteurs voulant jouer le jeu de la mondialisation, mais se sentant floués par les politiques. Nous les qualifions de « conservateurs floués ». Bien dotés économiquement et disposant aussi de grandes exploitations en agriculture conventionnelle, mais moins satisfaits par la vie qu'ils mènent et moins intéressés par la politique que le groupe précédent, ils montrent souvent une absence de proximité partisane. Avec un autopositionnement idéologique très à droite de l'échiquier politique, lorsqu'ils accordent leurs faveurs à un parti, c'est pour Les Républicains ou Reconquête. Ils déclarent souvent avoir voté Marine Le Pen au second tour de la présidentielle de 2022. Proches de la Coordination rurale, ils ont participé à de nombreuses manifestations. Ils jugent les actions de l'Union européenne sans influence ou négatives en matière d'agriculture, de croissance économique, dans le domaine industriel ou encore sur les sujets de l'immigration et du pouvoir d'achat.

—

Cet article a proposé une clarification des raisons de la colère générale qui traverse actuellement les mondes agricoles. Il a cherché à donner à voir différentes classes de réponses politiques attendues par différents profils qui ne partagent plus les mêmes réalités socio-économiques. On comprend mieux ici l'impasse dans laquelle se retrouvent les pouvoirs publics lorsqu'ils pensent pouvoir accompagner, au travers d'une même politique, une profession éclatée qui souffre de l'absence d'ambition collective réellement partagée. Au-delà d'une question de modèle de production ou d'entreprise, ce sont bien les termes des différents contrats (intraprofessionnel, marchand, social) qu'il convient de redéfinir, collectivement, au sein et par-delà la profession agricole, pour penser et organiser les fonctions et les mécanismes de rémunération d'une pluralité d'agricultures dans la société.

Un écocide sans mémoire

Jacques-Yves Bellay

Le film de Pierre Jolivet, *Les Algues vertes* (2023), succédant à une bande dessinée, avait ouvert le feu sur l'une des dérives du modèle agro-industriel breton[1]. Quand, en 2009, un chauffeur de camion décède au volant, victime des effluves dégagés par les produits toxiques qu'il transportait depuis longtemps, la journaliste Inès Léraud décide d'enquêter sur place. Succédant au décès d'un *jogger* ou d'animaux sur des estuaires gorgés d'algues vertes, elle va révéler ce que le monde agricole feignait d'ignorer : les algues vertes, produits de la prolifération d'azote due à l'élevage intensif, sont un véritable danger pour la santé des humains. Inès Léraud fera l'objet de procès en diffamation et se verra retirer sa carte de presse.

Plus grave, Morgan Large, journaliste à RadioBreizh et dans le média d'investigation *Splann !*, spécialiste de l'agroalimentaire, dénonce elle aussi, en 2023, l'invasion des algues vertes : elle voit par deux fois sa voiture sabotée. Il ne fait pas bon s'attaquer au lobby des coopératives, de la Fédération nationale des syndicats d'exploitants agricoles (FNSEA) et autre Crédit agricole ; le monde agricole breton se révèle un univers impitoyable, un ordre social dominant dont personne ne parle.

Avec son livre, *Silence dans les champs*, Nicolas Legendre, journaliste au *Monde*, enfonce le clou[2]. Recueillant plus de trois cents témoignages, il donne la parole à tous ces agriculteurs qui, souhaitant s'éloigner de l'agrobusiness ou tout simplement trouver une porte de sortie aux impasses dans lesquelles ils se trouvent conduits, à tous ceux-là qui se heurtent aux pressions et aux chantages multiples et qui sombrent dans la faillite et la dépression. Prix Albert Londres 2023, Nicolas Legendre n'a rien d'un complotiste, il livre des faits. Celui-là qui ne peut s'extraire des liens à la coopérative qui lui impose les prix, l'oblige à se fournir en aliments chez elle et qui, en cas de difficultés financières, propose des prêts à des taux prohibitifs, ou cet autre qui voit toutes les portes d'acquisition de terres ou de prêts se fermer : le constat de Nicolas Legendre est sans appel.

En Bretagne, le nombre de paysans est passé de 370 000 en 1970 à 55 200 en 2020, le taux d'endettement atteignant 57 % contre 42,9 % à l'échelle nationale. En mettant l'accent sur le rôle d'un Alexis Gourvennec dans les

1 - Inès Léraud et Pierre Van Hove, *Algues vertes, l'histoire interdite*, Paris, Delcourt, coll. « La revue dessinée », 2020.

2 - Nicolas Legendre, *Silence dans les champs*, Paris, Arthaud, 2023.

années 1960-1970, *Silence dans les champs* met le doigt sur l'évolution gigantesque de l'agriculture bretonne. De petit producteur du Léon, Gourvennec, de 1960 à 1980, devint le pape du modèle productiviste breton, premier producteur porcin avec 65 salariés et 550 hectares. Présidant la caisse du Crédit agricole du Finistère, fondateur de la compagnie de transport maritime Brittany Ferries, pour exporter les légumes vers le Royaume-Uni, grand ami de Jacques Chirac, Gourvennec l'avouait sans ambages, « *les petits devaient disparaître* », les Bretons devenant les champions de l'agriculture intensive. Nul doute, l'agro-industrie a contribué au développement économique de la Bretagne. Nicolas Legendre en démontre le prix humain et environnemental, le remembrement des années 1960 pouvant s'apparenter à un écocide sans mémoire.

Se sont ensuivies l'installation d'une sorte de croyance en la croissance perpétuelle, la corrélation systématique entre progrès technologique et progrès humain, une sorte de « foi » trouvant en Bretagne, terre catholique s'il en est, un terrain fertile.

Le jeu entre coopératives, FNSEA et Crédit agricole est devenu le triangle des Bermudes de l'agriculture bretonne. Pilotant les chambres d'agriculture, les lycées agricoles et les Sociétés d'aménagement foncier et d'établissement rural (SAFER, lieu d'attribution des terres), ce lobby, puissant auprès des politiques, pratique avec ferveur le chantage et autres intimidations à qui s'essaie à le contourner. Mais de cela, nul ne parle, question de survie. « *On garde les paysans attachés. On les affame. Et puis, quand il faut, quand on a besoin d'obtenir des subventions ou une évolution réglementaire, on les lâche. On leur donne l'ordre de casser des trucs. Quand c'est fini, hop, à la niche.* » Les élus sont tétanisés par le risque de jacquerie, alors ils cèdent.

Ancien éleveur de porcs dans les Côtes-d'Armor, Jean-Luc témoigne : « *Ce qui me fait le plus chier, c'est que tout le monde sait. Les banquiers savent, la justice sait, l'administration sait. Mais on continue.* » Beaucoup savent que les paysans élus pour représenter leurs pairs ont promu le démantèlement de leur propre corporation, que l'approche technoscientifique et pétrochimique empoisonne les sols, l'eau, l'air et les paysans eux-mêmes, que ce système a considérablement enrichi « une élite » et que les institutions investissent des milliards pour perfuser un monde qui va à sa perte. Mais on continue de se raconter des histoires sur le spectre de la famine, on pratique le chantage à l'emploi et tant pis si les abattoirs emploient des migrants venus de partout, travaillant dans des conditions souvent très dures pour des salaires très faibles parce que les locaux refusent ces emplois où le mot « grève » est un interdit. On continue parce que la Bretagne est embarquée sur des voies dont elle ne sait comment sortir.

Nicolas Legendre offre la parole à ceux qui tentent, en y parvenant ou pas, de s'extraire du bourbier. Il est lucide sur le fait qu'on ne sortira pas en quelques années d'un fonctionnement en circuit long, dépendant du pétrole et des intrants, pour passer à un modèle à la fois circulaire, autonome, producteur et rémunérateur pour les paysans. Un chantier titanesque se présente à la génération actuelle, à l'image de celui qui, dans les années d'après-guerre, s'est posé devant ces jeunes agriculteurs formés par la Jeunesse agricole chrétienne. On ne changera pas l'agriculture sans modification des modes d'alimentation, de transformation et de distribution. Michel Piel, l'un des créateurs du réseau Brin d'Herbe qui fédère dans la région rennaise vingt éleveurs, fromagers, maraîchers et arboriculteurs, l'affirme sans détour : *« Ce n'est jamais gagné. Les jeunes agriculteurs constatent que le système ne bouge pas. On a cru que c'était sur le point de changer. Et patatras, avec l'inflation, la guerre en Ukraine, le poids des lobbys, les choix gouvernementaux, tout vacille. J'entends des paysans dire : "Ce n'est plus possible, on va arrêter." Même chez les bios. »*

Il n'est pas étonnant que le système agricole stigmatise l'écologie. Celle-ci s'inscrit dans une perspective du temps long et des générations futures. Un nouveau paradigme. Étouffer les voix discordantes ne fera que contribuer à durcir les positions, à générer des actes d'intimidation et de sabotage, individuels certes, mais réels. Le réveil sera d'autant plus douloureux.

Le monde rural existe-t-il ?

Olivier Bouba-Olga

Nos capacités cognitives ne permettent pas de saisir la complexité du monde dans toutes ses dimensions. Pour le rendre intelligible, il nous faut réduire cette complexité, les sciences sociales recourant pour cela à des catégories d'analyse : femmes ou hommes, jeunes ou vieux, diplômés ou non-diplômés, ouvriers ou cadres, grandes entreprises ou PME, industrie ou services, public ou privé, etc. Le rural et l'urbain font partie de ces catégories d'analyse. Sans connaître toutes les caractéristiques des territoires (que nous pouvons définir comme des portions réduites de l'espace géographique), le simple fait qu'ils appartiennent à la catégorie des territoires ruraux plutôt qu'à celle des territoires urbains pourrait permettre de les situer sur un ensemble de sujets, qu'il s'agisse des dynamiques démographiques ou économiques, de l'accessibilité aux services et équipements, des modes de vie ou des comportements de vote. L'actualité témoigne régulièrement de ces usages à la fois politiques et médiatiques de la catégorie « rural » pour désigner des espaces et des populations supposément traversés par un sentiment d'abandon. Cet imaginaire a notamment joué à plein lors du mouvement des agriculteurs de l'hiver 2023-2024.

L'enjeu cependant est de s'assurer de la pertinence de ces catégories, que nous proposons d'interroger dans cet article, pour éprouver leur intérêt et leurs limites. Comme souvent en sciences sociales, nous montrons que la réponse à la question posée – en l'occurrence : la catégorisation rural-urbain est-elle opérante ? – est : *ça dépend.* Mais ce n'est pas botter en touche que de dire cela, c'est délimiter l'espace de validité d'une distinction, pour s'assurer de la pertinence des analyses et favoriser ensuite le déploiement d'une action publique adaptée à la résolution des problèmes rencontrés.

Questions de définition

Une définition s'est progressivement imposée ces dernières années pour distinguer rural et urbain, à partir des travaux menés à l'échelle européenne par Eurostat et repris en France par l'Insee. La notion clé est celle de densité, mesurée à l'échelle des carreaux de population de 200 mètres de côté, elle permet de distinguer des communes urbaines, denses, et des communes rurales, peu denses.

La distinction binaire entre rural et urbain étant cependant souvent trop réductrice, on peut vouloir introduire une catégorie intermédiaire qui a du sens pour un ensemble de sujets : le périurbain. Pour cela, on peut s'appuyer sur un autre zonage de l'Insee en matière d'aires d'attraction des villes[1]. On distinguera alors dans l'ensemble des communes rurales celles qui sont localisées au sein des aires d'attraction des villes de 50 000 habitants ou plus, qui constituent l'ensemble des communes rurales sous influence, et celles situées hors aire d'attraction des villes, ou dans des aires d'attraction de moins de 50 000 habitants, qui constituent l'ensemble des communes rurales autonomes. On obtient alors une catégorisation ternaire, permettant de distinguer communes urbaines, communes rurales sous influence (le périurbain[2]) et communes rurales autonomes (rural au sens strict).

En France entière, deux tiers des habitants résident dans des communes urbaines, un tiers dans des communes rurales. Ces proportions varient cependant selon les régions : les urbains représentent jusqu'à 95 % des habitants en Île-de-France ou 85 % en région Sud-Paca, les deux régions les plus urbaines ; les ruraux représentent jusqu'à 55 % des habitants de Bourgogne-Franche-Comté, 53 % en Bretagne ou 51 % en Nouvelle-Aquitaine, les trois régions les plus rurales. Le rural sous influence, qui concentre en moyenne 19 % des habitants, oscille entre 4 % et 30 %, le rural autonome entre 0 %[3] et 25 %.

1 - L'aire d'attraction d'une ville est un ensemble de communes, d'un seul tenant et sans enclave, constitué d'un pôle de population et d'emploi, et d'une couronne qui regroupe les communes dont au moins 15 % des actifs travaillent dans le pôle. Pour des précisions sur ces définitions, voir Olivier Bouba-Olga, « Qu'est-ce que le "rural" ? Analyse des zonages de l'Insee en vigueur depuis 2020 », *Géoconfluences*, mai 2021.

2 - L'association « rural sous influence » et « périurbain » est sans doute excessive, mais le repérage du périurbain est particulièrement complexe, ce qu'on propose ici relève de la catégorie des solutions « les moins mauvaises », à défaut d'être bonnes.

3 - En Île-de-France, c'est la seule région dans ce cas.

Effets de la ruralité et effets régionaux

Sur la base de ces définitions, l'enjeu ensuite est de s'interroger sur les différences entre rural et urbain, ou entre rural, urbain et périurbain, sur tout sujet d'intérêt : quelles différences en matière de niveau ou d'évolution de la population, d'emploi, de revenu, de pauvreté, de consommation foncière, de consommation d'énergie, d'émissions de gaz à effet de serre, d'accès à la santé, aux commerces, à la culture… ?

Une erreur fréquente consiste à croire que cette distinction a du sens pour tout sujet, alors que l'analyse précise de ces sujets montre que parfois les différences entre rural et urbain sont fortes et significatives, alors que d'autres fois elles sont faibles et peu significatives. Il convient donc d'interroger systématiquement, pour tous les sujets, l'ampleur de ces différences. Une autre erreur consiste à ne se focaliser que sur cette distinction, en oubliant que d'autres distinctions peuvent être plus décisives. En matière d'inégalités géographiques, notamment, les différences entre régions sont parfois plus décisives que les différences entre rural et urbain.

Dans cette perspective, nous avons testé le pouvoir explicatif de la catégorisation urbain, périurbain et rural, d'une part, et de la catégorisation par région[4], d'autre part, sur différentes variables d'intérêt : le fait qu'une commune soit urbaine plutôt que périurbaine ou rurale conduit-il à un taux de croissance de l'emploi plus fort ? À une meilleure accessibilité aux services et équipements ? À un score plus faible de l'extrême droite ?

Il s'avère que le pouvoir explicatif de la distinction entre urbain, périurbain et rural varie entre 1 % et 48 % selon le sujet, autrement dit de « pratiquement nul » à « très important », même s'il ne suffit jamais à expliquer l'ensemble des différences entre communes. La distinction est véritablement opérante quand on s'intéresse à la question de l'accessibilité aux services et équipements, elle est en revanche très faible quand on s'intéresse aux dynamiques démographiques ou économiques (mis à part cependant le solde naturel, significativement plus fort dans l'urbain et encore plus dans le périurbain que dans le rural). S'agissant des résultats aux élections, la distinction explique une part non négligeable

4 - Du point de vue de l'analyse, nous entendons le terme « région » au sens de larges portions de l'espace géographique, mais quand on passe aux traitements de données, on doit s'en remettre aux découpages existants : nous retenons ici le découpage en régions administratives.

Tableau 1 – Part des différences entre communes expliquée par le degré de ruralité ou l'appartenance régionale

En %

	Effet ruralité	Effet régional
Variables sociodémographiques		
Taux de croissance de la population	3	6
Solde naturel	16	25
Solde migratoire	2	15
Taux de croissance de l'emploi	2	3
Accessibilité aux niveaux de services et d'équipements[1]		
Centres locaux	22	4
Centres intermédiaires	41	8
Centres structurants	48	13
Centres majeurs	33	8
Scores au 1er tour des élections législatives 2024		
Bloc de gauche	19	22
Bloc majorité présidentielle	1	9
Bloc de droite	2	8
Bloc d'extrême droite	19	35

Lecture : le fait d'être une commune urbaine, périurbaine ou rurale n'« explique » que 2 % des différences de solde migratoire entre communes, mais 16 % des différences de solde naturel et 48 % des différences de temps d'accès aux centres structurants. Le fait d'être une commune de telle région plutôt que telle autre n'« explique » que 4 % des différences de temps d'accès aux centres locaux mais 35 % des différences de scores de l'extrême droite aux élections législatives 2024.

1 - Nous nous appuyons ici sur une typologie des communes proposée par l'Inrae et l'ANCT, qui repose sur l'exploitation de la base permanente des équipements. Les centres locaux (environ 7 000 communes) sont des communes qui comptent une dizaine d'équipements, les centres intermédiaires (moins de 3 000 communes) une trentaine, les centres structurants (740 communes environ) autour de 70 et les centres majeurs (140 communes environ) la quasi-totalité. On compte également des communes non-centres, qui disposent de moins d'une dizaine d'équipements ou services, elles sont au nombre d'environ 24 000.

des différences communales, de l'ordre de 20 %, pour le bloc de gauche et celui d'extrême droite, mais elle n'explique presque rien des différences communales des deux autres blocs : pour un même sujet, donc, le degré de ruralité peut être plus ou moins déterminant.

On constate également que l'appartenance régionale est plus décisive que le degré de ruralité des communes en matière de dynamiques sociodémographiques et de vote, mais qu'elle est moins décisive en matière d'accessibilité aux services et équipements. C'est véritablement pour ce dernier sujet qu'elle doit être prise en compte. *A contrario*, les discours laissant supposer que les dynamiques démographiques ou économiques sont plus favorables dans l'urbain que dans le rural sont invalidés par les chiffres (hors solde naturel), ce qui s'explique par le fait qu'on observe à la fois des communes urbaines dynamiques et d'autres peu dynamiques, tout comme des communes rurales peu dynamiques mais d'autres très dynamiques.

Effets sociaux et effets géographiques

Aux élections européennes comme au premier tour des élections législatives, le score du Rassemblement national (RN) est supérieur de 10 points environ dans le périurbain et dans le rural à ce qu'il est dans l'urbain. Ces différences particulièrement significatives doivent être interprétées avec prudence : elles peuvent en effet résulter d'un effet de lieu (on vote plus RN quand on habite dans le rural, toutes choses égales par ailleurs) ou d'un effet de composition sociale (on vote plus RN quand on a tel niveau de diplôme ou qu'on appartient à telle catégorie sociale, plus présente dans le rural).

Sur ce dernier point, on constate en effet que la composition sociale des territoires diffère fortement : si deux tiers des habitants résident dans l'urbain, cette proportion tombe à 13 % quand on s'intéresse aux agriculteurs et elle monte à 80 % pour les cadres et professions intellectuelles supérieures. Les ouvriers, qui votent en moyenne plus RN que les autres catégories sociales, sont plus présents dans le rural que dans l'urbain. Les retraités ou les étudiants (rattachés aux autres personnes sans activité professionnelle), qui votent moins RN, sont à l'inverse plus présents dans l'urbain que dans le rural. Toutes choses égales par ailleurs, ces différences de composition sociale (catégories sociales, niveaux de diplôme, niveaux de revenu, structure par âge…) peuvent donc expliquer les différences de score.

Or, quand on cherche précisément à mesurer l'importance relative de ces deux types d'effet, on constate que les effets de composition sociale sont particulièrement forts : le score du RN, supérieur de 10 points dans le rural autonome au premier tour des législatives 2024, n'est plus supérieur que d'un point quand on neutralise deux des effets possibles de

Tableau 2 – Composition sociale des territoires (données Insee, recensement de la population 2020)

En %

	Urbain	Rural sous influence	Rural autonome	Ensemble
Agriculteurs exploitants	13	37	50	**100**
Artisans, commerçants, chefs d'entreprise	60	23	17	**100**
Cadres et professions intellectuelles supérieures	80	14	6	**100**
Employés	67	20	13	**100**
Ouvriers	59	22	18	**100**
Professions intermédiaires	68	21	11	**100**
Retraités	62	20	18	**100**
Autres personnes sans activité	75	14	11	**100**
Ensemble	**67**	**19**	**14**	**100**

Lecture : 13 % des agriculteurs résident dans une commune urbaine, 37 % dans le rural sous influence et 50 % dans le rural autonome.

composition, les effets d'âge et de diplôme[5]. Dans le rural sous influence, l'écart passe de + 10 à + 3 points : il est fortement réduit, mais un peu moins. L'interprétation du vote en matière de gradient d'urbanité, selon laquelle le score RN dans le rural s'expliquerait par le fait que, moins confrontés à l'altérité, les habitants des campagnes seraient moins tolérants, est donc, au mieux, très secondaire.

Le fait que les écarts entre urbain, rural sous influence et rural autonome s'expliquent essentiellement par des effets de composition sociale déplace en quelque sorte la question : pourquoi observe-t-on ces différences de composition sociale entre territoires ? L'hypothèse explicative que nous proposons est la suivante : l'activité des catégories sociales supérieures est concentrée dans l'urbain (emplois dits métropolitains), ces catégories ont tendance et ont les moyens de s'y localiser de manière préférentielle. Pour les autres catégories sociales, résider dans les

5 - Le niveau de diplôme est l'effet le plus déterminant pour expliquer les différences de vote, il joue plus notamment que le niveau de revenu, même si niveau de diplôme, catégorie sociale et niveau de revenu sont en partie liés. À noter également que l'effet de diplôme n'est pas linéaire : si les personnes non diplômées et peu diplômées votent plus RN, les personnes peu diplômées votent encore plus RN que les non-diplômés. De même, le vote RN est plus fort pour la catégorie d'âge intermédiaire, il est moins fort chez les jeunes comme chez les seniors.

plus grands pôles d'emploi peut être compliqué, en raison de l'évolution du prix du foncier. Un nombre important d'habitants relevant des classes moyennes et populaires se sont donc éloignés de ces pôles pour accéder à la propriété, en augmentant ce faisant leurs trajets domicile-travail[6].

Un ensemble de décisions et de discours ont pu ensuite conduire les classes moyennes et populaires à se tourner vers le RN : augmentation du prix des carburants, plus généralement de l'énergie, taxe carbone, réforme des retraites, mise en place des zones à faibles émissions (ZFE), stigmatisation des lotissements dans le périurbain (la « France moche »), des barbecues, de la consommation de viande, de l'utilisation de la voiture, etc. Parallèlement, le RN leur propose un schéma explicatif simple de leurs difficultés : l'immigration et l'assistanat. L'État dépenserait sans compter pour les personnes immigrées et assistées, alors que les classes moyennes et populaires seraient oubliées, voire stigmatisées dans leurs comportements. Un schéma explicatif non fondé empiriquement mais auquel un nombre croissant de citoyens adhère. À cela s'ajoutent les problèmes d'accessibilité aux services à la population, moins bonne en moyenne dans le rural et le périurbain que dans l'urbain comme indiqué précédemment, qui peuvent expliquer l'écart résiduel, à composition sociale identique, de + 1 point dans le rural autonome et de + 3 points dans le rural sous influence.

Distinguer effets de lieu et effets de composition sociale est important pour comprendre la géographie du vote, mais pas seulement, cela peut jouer fortement pour d'autres sujets : en matière d'espérance de vie, par exemple, on sait que des différences fortes existent selon les catégories socioprofessionnelles, le genre, le niveau de revenu, etc. Une partie des différences géographiques d'espérance de vie résultent de ces effets de composition, qu'il convient de mesurer. Une autre partie résulte des différences d'accès aux soins, ou potentiellement d'autres déterminants géographiques (habitudes culturelles en matière d'alimentation par exemple).

Un dernier point important est relatif aux interdépendances entre urbain, périurbain et rural : les individus circulent entre ces différents

6 - Attention à ne pas forcer le trait : comme indiqué dans le tableau 2, on trouve des emplois dits « métropolitains » et des CSP+ sur tous les territoires, pas seulement dans l'urbain, *idem* pour les classes moyennes et populaires, qu'on trouve également dans les territoires urbains, y compris les plus denses. L'idée ici est d'insister sur le fait que les premiers sont surreprésentés dans l'urbain et les secondes sont surreprésentées dans le périurbain et le rural.

territoires, nombre de personnes sont donc alternativement urbaines, périurbaines ou rurales, selon les moments de la journée ou les périodes de l'année. Pour approcher l'importance de ces circulations, on peut s'en remettre aux données sur les déplacements domicile-travail, en distinguant commune de résidence et commune de travail.

On observe que 58 % des habitants des communes périurbaines et 33 % des habitants des communes rurales autonomes travaillent dans des communes urbaines, qui sont les principaux pôles d'emploi. Bien que leur ampleur soit sensiblement plus limitée, des flux existent aussi dans les autres sens, 6 % des périurbains travaillent dans le rural, 9 % des ruraux dans le périurbain, et 7 % des urbains travaillent dans le rural, sous influence ou autonome.

La catégorisation rural-urbain peut être utile, mais elle est à utiliser avec modération, quand elle éclaire plus qu'elle n'aveugle. Pour les différences d'accessibilité aux services et équipements, la distinction compte, elle remet sur le devant de la scène les questions d'aménagement des territoires, un peu trop oubliées, ces dernières années, par l'État central. Pour les différences de vote aux élections, elle compte également, mais en raison pour l'essentiel des différences de composition sociale des territoires. Pour les différences de dynamiques démographiques ou économiques, la distinction rural-urbain aveugle plus qu'elle n'éclaire : les opportunités de développement économique n'étant pas réservées à l'urbain, il convient donc de soutenir les initiatives partout où elles existent. Cette catégorisation ne doit pas faire oublier, enfin, que l'enjeu essentiel en matière de production de connaissances et d'action publique est d'analyser les interdépendances entre les territoires et de travailler à leurs complémentarités.

« Faire autrement »

Entretien avec Jean-François Glinec, Olivier Josset et Philippe Verneau Pouchin

Aujourd'hui engagés dans des pratiques d'agriculture alternatives et durables, des agriculteurs témoignent de leur parcours et des raisons qui les ont poussés à transformer leur approche du métier, leurs savoir-faire et leur relation à leur environnement.

Après un parcours les ayant menés de conseillers avicoles auprès d'élevages de volailles intensifs en France à maîtres d'œuvre de fermes avicoles en Afrique, Olivier Josset et son épouse gèrent aujourd'hui le groupement agricole d'exploitation en commun (Gaec) du Faouët (Côtes-d'Armor), une exploitation laitière en agriculture bio, avec 80 % de prairies, 10 % de maïs, 10 % de céréales, entièrement destinées à l'alimentation des animaux. La ferme compte 70 vaches laitières sur 85 hectares, produit 400 000 litres de lait par an, dont 25 000 autoconsommés pour l'élevage des veaux. La ferme propose aussi des poulets fermiers en vente directe.

Philippe Verneau Pouchin a été pendant vingt-deux ans directeur du domaine de Château Bas (Vernègues, Bouches-du-Rhône), 80 hectares de vignes en appellation Coteaux d'Aix-en-Provence. Ayant d'abord travaillé comme saisonnier dans tous types d'exploitations, puis comme salarié dans une propriété viticole dans le Var, il s'est formé à la viticulture conventionnelle, avant de rejoindre le domaine de Château Bas et de repenser entièrement sa pratique. Dix années d'exploration lui ont permis d'élaborer une autre approche. Le domaine est certifié bio depuis 2010.

Producteur de lait depuis 1996 au Gaec de Trévarn (Finistère), Jean-François Glinec exploite avec son frère 84 hectares de surface agricole utile (SAU) ainsi que 15 hectares de surfaces annexes (jardins, prairies humides…). Après plusieurs années de production plutôt intensive, ils ont arrêté la culture du maïs pour passer toute la surface de la ferme en prairie en 2010. La ferme compte 70 vaches laitières et une vingtaine de génisses de renouvellement. Un hectare est consacré à la culture pour une maraîchère qui s'est installée en 2013 en agriculture biologique. Depuis 2015, une micro-brasserie s'est installée dans l'exploitation, ainsi qu'un fromager en 2020. En 2024, l'équipe s'est agrandie avec l'arrivée d'un deuxième brasseur, d'une boulangère et de la femme du fromager venue aider son époux. La ferme est en agriculture biologique depuis novembre 2019. La production laitière est aujourd'hui de 4 000 litres par vache et par an. Jean-François Glinec fait également partie du réseau des observateurs bénévoles du Conservatoire botanique national de Brest (CBNB).

Vos parcours et démarches ont en commun d'avoir été nourris de recherches, voire de tâtonnements, d'essais-erreurs. Vos choix paraissent avoir été guidés moins par des convictions idéologiques que par un certain pragmatisme, fondé sur l'observation de ce qui marche ou pas. Quels ont été les facteurs déclencheurs de cette envie de « faire autrement » ?

Philippe Verneau Pouchin – C'est d'abord un principe de survie qui m'a guidé quand j'ai été recruté par les propriétaires de ce domaine viticole. J'étais un pur technicien, spécialiste de l'agriculture conventionnelle. Cette propriété était entièrement enherbée, et mon premier réflexe a été de vouloir remettre le vignoble dans la norme qui dominait en Provence à la fin des années 1990, à savoir retravailler le sol. Mais le labour aurait coûté trop cher. J'ai donc fait en petit ce que je n'aurais pas pu faire en grand : j'ai labouré de petites surfaces dispersées aux quatre coins de la propriété. Mon objectif était de prouver que l'herbe dans les vignes n'était pas la bienvenue. Dans le même temps, sur l'autre partie du vignoble, j'ai démonté les processus de culture de la vigne comme on démonterait une horloge : taille, fumure, traitements phytosanitaires, palissages, entretien du sol au pied de la vigne. Je me suis donc retrouvé au bout d'un certain temps avec deux systèmes distincts. Et pourtant, l'objectif de départ n'était pas atteint. En effet, les parcelles remises en culture produisaient plus, certes, mais au détriment de la qualité et au prix de beaucoup plus d'interventions. Les parcelles enherbées, au contraire, produisaient un peu moins, mais un raisin plus qualitatif, et elles étaient moins soumises aux pressions phytosanitaires du millésime. À ce stade, je ne pouvais qu'observer le déroulement des événements et tenter de porter mon attention aux bons endroits. Nous, vignerons, sommes attentifs à chaque geste que nous pratiquons à la vigne, mais nous sommes moins attentifs aux relations entre chacun de ces gestes et à la manière dont ces relations fonctionnent sur le mode de la dépendance, de l'impact, de l'échange ou de la coévolution. Pour bien envisager ces systèmes relationnels, il est nécessaire pour l'agriculteur de faire un pas en arrière, de se faire oublier, car ils agissent au-delà de nous, voire sans nous. Ici, il a fallu environ quatre à cinq ans pour que les vignes reviennent à l'équilibre. Tous les problèmes n'étaient pas réglés, mais la vigueur du capital végétal était revenue, sans investissement coûteux, avec le même matériel, les mêmes femmes et hommes. Qu'est-ce qui avait changé ? Le regard sans doute. Mais aussi la redéfinition de la place que devrait occuper le vigneron.

Olivier Josset – Notre parcours a aussi été un peu particulier. J'ai d'abord travaillé en tant que technicien pour un groupe industriel, qui participait à l'intensification de la production agricole dans les Pays de la Loire, selon une approche qui ne correspondait pas à ma vision de l'élevage. Quelques années plus tard, et tout en restant techniciens, mon épouse et moi avions monté notre propre élevage de poules. La question du bien-être animal, mais également celle de notre autonomie dans le travail, à laquelle j'ai toujours été très attaché, se sont posées. C'est alors que nous avons décidé de partir en Afrique. Nous faisions toujours de l'agroalimentaire, mais dans un contexte totalement différent. Quelques années plus tard, nous sommes revenus en Bretagne pour reprendre une exploitation laitière en Côtes-d'Armor : nous étions motivés par la perspective de travailler en autonomie presque totale. Une fois les rênes de l'exploitation en mains, nous avons pu véritablement décider de ce que nous faisions, en appliquant les modèles que nous connaissions et qui marchaient. Nous sommes guidés par trois impératifs aujourd'hui : le bien-être animal et le respect de la biodiversité ; le respect des conditions de travail de nos employés ; et l'attention à l'aspect économique qui nous fait vivre.

Jean-François Glinec – C'est aussi une volonté de sortir de la production intensive qui est au cœur de mon parcours. Mon frère et moi avions repris une exploitation laitière avec des animaux qui avaient une capacité de production élevée, et qui en souffraient. Nous avons arrêté en 2010 la culture du maïs pour passer toute la surface de la ferme en prairie, aidés par le découplage des aides de la politique agricole commune (PAC). La baisse de la quantité d'intrants nous a permis de réduire nos coûts et de dégager des revenus corrects. Aujourd'hui, la longévité de nos vaches a doublé, et la situation économique de l'exploitation est bien meilleure également.

Vos parcours posent également la question du rapport au savoir technique. Il vous a fallu vous extraire d'un cadre, d'une norme technoscientifique de référence (celle de l'Inra, des Chambres d'agriculture…) pour trouver ailleurs les informations, les exemples, la documentation dont vous aviez besoin. Comment s'est opérée la remise en question de cette norme, et comment vous êtes-vous constitué un nouveau bagage ? Avez-vous le sentiment de participer vous-mêmes à un renouvellement des connaissances, et comment ?

Olivier Josset – Nous avons besoin de techniciens, bien évidemment, mais dans le cadre d'une approche différente de celle de l'exploitation classique, où le technicien dicte à l'éleveur ce que celui-ci doit faire. Personne ne peut prétendre à une telle légitimité directive, car c'est l'échange entre les acteurs sur le terrain, les éleveurs eux-mêmes, qui fait avancer les différents systèmes d'exploitation. Cette idée de collaboration entre les éleveurs nous a motivés dans notre engagement, aux côtés de cinq autres éleveurs, un artisan et deux industriels, au sein du Centre d'étude pour un développement agricole plus autonome (CEDAPA). Tous les collaborateurs du CEDAPA exercent dans le cadre du système herbager, mais on met également autour de la table des acteurs régionaux qui pratiquent le système intensif : leur participation permet, dans un nombre de cas non négligeable, de motiver certains exploitants à entamer leur reconversion vers le système herbager et biologique.

Philippe Verneau Pouchin – Au moment où l'on m'a confié la direction technique de ce domaine, ni l'Inra ni les Chambres d'agriculture n'avaient de réponses à mes questions. Ce n'est qu'à la fin des années 2000 que le sol est vraiment devenu une préoccupation pour les techniciens viticoles. J'ai donc très vite compris que l'institution ne m'apporterait pas de réponse opérationnelle. Il a fallu faire du bricolage transversal, en attrapant au vol des idées et en essayant de comprendre comment ces informations pourraient venir combler mon puzzle quotidien. Internet est arrivé entre-temps et, avec lui, la possibilité de faire de la veille. Aujourd'hui, les revues techniques parlent couramment de la vie des sols et d'agroécologie, mais dans les années 2000, on en était loin. J'aurais gagné beaucoup de temps si j'avais eu à ma disposition les études de Marc-André Selosse[1]. Parmi les exemples d'information attrapée au vol, cette image dans un long rapport de l'Organisation des Nations unies pour l'alimentation et l'agriculture (FAO) sur l'agriculture de conservation du carbone, montrant un tracteur barré de rouge suivi de la mention : *« Le labour est la principale cause de baisse de fertilité des sols dans le monde »*. C'était la première fois que je voyais un argument émanant d'une autorité indiscutable, en faveur du système que j'essayais de gérer au quotidien. Mais une fois récoltées les pièces d'un puzzle, tout reste à faire : aujourd'hui, dans le domaine de l'agroécologie, la science a fourni les briques – vous savez qu'il faut couvrir les sols, y faire circuler du carbone, soigner les infrastructures agroécologiques pour favoriser la biodiversité au sens le plus large. Mais la science ne vous dit pas comment ces briques sont reliées. Il manquait aux opérateurs dont j'étais, un *mode d'emploi* pour gouverner leurs vergers avec le moins de pétrole possible, dans des conditions agroécologiques acceptables et qui plus est rentables. Certains agriculteurs construisent les modes d'emploi que la science et ses leviers ne leur fournissent pas. Ils ou elles le font pour eux-mêmes, par l'expérimentation, l'échange de pratiques dans des réunions, sur des forums. Ces paysans se trouvent souvent dans une position d'*entre* : entre des modèles différents, entre les instituts officiels de production du savoir et le terrain, entre deux statuts, entre les conseils privés et publics. Ce genre de position est inconfortable, mais les agriculteurs ont de tout temps expérimenté des *trucs*, dans leur coin.

Jean-François Glinec – Au sein du Conservatoire botanique de Brest, je suis l'un des deux bénévoles issus de la paysannerie parmi les six cents bénévoles au total. Aujourd'hui, les agriculteurs ne connaissent plus leur environnement. L'intensification de l'agriculture a profondément bouleversé les écosystèmes, et on s'approche aujourd'hui,

1 - Marc-André Selosse est un biologiste et vulgarisateur spécialisé en botanique et mycologie. Il est l'auteur notamment de *L'Origine du monde. Une histoire naturelle du sol à l'intention de ceux qui le piétinent*, Arles, Actes Sud, 2021 et de *Les Goûts et les couleurs du monde. Une histoire naturelle des tanins, de l'écologie à la santé*, Arles, Actes Sud, 2019.

quand on pratique l'agroécologie, de l'état des sols d'il y a un demi-siècle. Le résultat de ce retour en arrière pour un éleveur bovin est visible dans la plus grande longévité des vaches, qui retrouvent leur vraie vie de vache en dehors des hangars des élevages intensifs. Je n'ai pas d'animosité vis-à-vis des scientifiques, qui mènent un travail de recherche aussi approfondi que possible, mais il est vrai qu'il est difficile aujourd'hui de trouver une personne capable d'expliquer aux agriculteurs les résultats de ces recherches, en les appliquant à leur activité quotidienne. Par exemple, la question des couverts végétaux, lorsqu'on s'intéresse à autre chose que la prairie semée, est absolument indispensable à la compréhension des interactions entre les animaux et ces couverts, qui n'est pas du tout un processus calculable à partir des tables d'alimentation de l'Institut national de recherche pour l'alimentation et l'environnement (Inrae). Ce besoin d'une vision globale, d'un assemblage de connaissances qui viennent de tous les champs, est le point commun de tous les agriculteurs qui sortent des sentiers battus. Du côté des scientifiques, ce besoin est entendu, mais c'est la structure disciplinaire de l'élaboration du savoir qui empêche ce type d'assemblage de voir le jour.

Philippe Verneau Pouchin – La plupart de celles et ceux qui deviennent paysans ont, depuis l'enfance, une connaissance fine et sensible des formes du vivant qui les entourent. Ils savent reconnaître au toucher, à l'oreille, au bruit ou à l'odeur les contours de leur monde. De ce fait, la réduction du geste agricole à un processus industriel, à des tables d'alimentation ou à des tableurs ne peut que tordre cette partie du vivant qui existe toujours en eux, et bien plus encore si ce geste agricole vient abîmer ce qui les relie à leur lieu de vie, c'est-à-dire aussi à leur histoire. Le rejet de ces évolutions produit l'agroécologie et les nouveaux êtres avec lesquels nous devons apprendre à vivre. Il est inévitable que l'agroécologie soit difficilement compatible avec les évolutions techno-solutionnistes qui proposent de régler dans un même mouvement les problèmes alimentaires et climatiques.

Vous avez en commun d'être en contact avec des mondes professionnels divers, insérés dans des réseaux qui ne sont pas exclusivement ceux du monde agricole. Aviez-vous le sentiment d'un enfermement du milieu

agricole conventionnel sur lui-même ? Comment vous définissez-vous aujourd'hui par rapport à lui ? Et en miroir, comment vous situez-vous par rapport à ce que vous percevez des attentes de la société vis-à-vis du monde agricole ?

Olivier Josset – La sociologie du monde agricole est complexe. Les propriétaires conventionnels sont très peu autonomes dans leurs prises de décisions, entre les exigences de la banque et celles des techniciens qui les accompagnent. Ils ne dialoguent que très peu avec leurs collègues agriculteurs. Les grandes propriétés ont leur propre matériel, et leur participation à l'entraide qui existe entre les petits producteurs est nulle, tandis que les propriétaires plus modestes s'organisent, communiquent et cherchent des solutions à travers la mise en commun des ressources de chacun. Les animateurs des structures telles que le CEDAPA, en s'adressant aux producteurs plus petits, indépendants et autonomes, n'ont rien à gagner lorsqu'ils leur donnent des conseils, et ce désintéressement est crucial. Ces différences entre les deux systèmes révèlent une sorte d'antagonisme structurel : tandis que les systèmes conventionnels sont verticaux, leurs collègues alternatifs se situent dans une horizontalité collaborative.

Jean-François Glinec – Je pense tout de même que nous sommes minoritaires, et même quasiment exclus du monde agricole en tant que communauté des producteurs qui emploient majoritairement le modèle conventionnel. Ma propriété est entourée d'exploitations gigantesques, où les enjeux ne sont pas du tout les mêmes, puisqu'il s'agit pour eux sinon du profit, du moins de la rentabilité avant tout, tandis que nos préoccupations se situent plutôt au niveau éthique.

Toutefois, vis-à-vis du reste de la société, vous n'êtes pas totalement en non-conformité, car vos convictions personnelles, qu'elles soient liées au bien-être animal ou à l'urgence écologique, correspondent à des préoccupations de plus en plus partagées par le grand public. Ne serait-ce donc pas plutôt le monde agricole conventionnel qui resterait sourd face à cette demande ?

Philippe Verneau Pouchin – Travailler avec le vivant comme on travaillerait l'argile est une immense joie. Sur trois cents hectares, j'avais la responsabilité de faire ce que je pensais être juste, j'ai donc suivi ce chemin à la hauteur de mes moyens et de mes capacités, ce qui m'a permis de semer des graines que d'autres pourront décider de récupérer ou non.

Olivier Josset – La société des consommateurs est dans l'attente de manger mieux, plus sainement, elle est plus attentive – et exigeante – au bien-être des animaux. En même temps, c'est une société d'immédiateté, où l'on veut tout et tout de suite. Je pense qu'il est impossible de garder une neutralité du côté du consommateur : il faut s'opposer au modèle conventionnel, ce qui entraîne un changement radical de mode de consommation qu'il faut pouvoir assumer, notamment en matière de pouvoir d'achat. Aujourd'hui, les systèmes alternatifs ne parviennent pas à s'imposer en raison de la domination absolue du modèle conventionnel, ce qui relève d'une question financière avant tout. Tant qu'on n'aura pas décidé que cette hégémonie doit cesser, à la fois politiquement et financièrement, la situation restera la même.

La crise des agriculteurs de janvier 2024 laisse penser que beaucoup d'agriculteurs traditionnels partagent le regret d'un temps où ils avaient le sentiment d'exister, d'avoir un véritable poids dans la société. Ils déplorent une perte d'autonomie, qu'ils imputent à la multiplication des normes écologiques, sans remettre en cause le modèle de l'agrobusiness qui – vous en témoignez tous – est étouffant. Comment expliquez-vous ce paradoxe ?

Olivier Josset – Les décisions politiques concernant la biodiversité, le bien-être animal et l'agroécologie, prises au cours de cette dernière année, nous ont fait reculer d'une dizaine d'années. Nos collègues et voisins souhaiteraient, en effet, revenir à la normativité agricole d'il y a plus de trente ans : quand les limitations étaient minimales, quand il ne fallait rendre aucun compte lorsqu'on arrachait une haie. Il existe, effectivement, une grande lourdeur administrative, qui, du reste, ne concerne pas uniquement l'agriculture – la demande d'allègement de l'administratif est une source de colère légitime en ce qu'il fait perdre du temps. Mais lorsqu'on s'oppose aux contrôles sur nos exploitations par une sorte de nostalgie d'une époque où on pouvait facilement tricher, il s'agit alors d'une malhonnêteté réactionnaire. Les grands industriels de l'agroalimentaire bénéficieraient largement d'assouplissements du contrôle, qui leur permettraient de faire encore plus de bénéfices. Mais le manque de contrôle est néfaste, et ses conséquences sont visibles même au niveau européen : chez nos voisins belges, slovènes ou hongrois, les élevages laitiers sont dans leur quasi-totalité intensifs et massifs. Sans une volonté politique forte, rien ne pourra changer, et ce sera alors l'argent qui servira de boussole.

Philippe Verneau Pouchin – L'agrobusiness a mis à la disposition des agriculteurs les instruments de l'autonomie à travers les béquilles chimiques, qui promettent de les affranchir des incertitudes supposées de la nature. Mais ces mêmes agriculteurs sous-estiment les impacts de leurs pratiques sur les écosystèmes, comme ils sous-estiment l'influence du vivant sur leurs résultats agronomiques. Sous-estimées également, les dépendances logistiques. Sous-estimée encore, leur dépendance au pétrole contenu dans les produits phytosanitaires, dans les engrais. L'agriculture biologique, dans un premier temps, semble déposséder les paysans de ces outils. Cette dépossession est déstabilisante tant qu'on n'a pas retrouvé de nouvelles *capacités d'agir*. Les circonstances m'ont poussé à développer mon propre cadre de référence. J'ai perçu avec le temps combien ce cadre proposait de nouvelles ressources et surtout de nouvelles libertés insoupçonnées dans le cadre classique. Mais surtout combien il était en accord avec les attentes de la société. Dans un contexte où les contraintes économiques et climatiques sont d'une gravité extrême, l'agriculture conventionnelle représente pour certains une garantie minimale de stabilité, et cela est tout à fait estimable. Mais cette stabilité a un prix : celui de la dépendance au pétrole, celui de la perte des savoir-faire locaux, de l'autonomie alimentaire et du sens. La société aurait beaucoup à gagner à prendre à sa charge une partie du risque que fait courir le dérèglement climatique aux agriculteurs, quel que soit leur mode de production. Mais l'urgence climatique devrait surtout inciter la puissance publique à porter son attention vers des systèmes de production plus modestes, qui s'affranchissent du pétrole, qui stockent du carbone, qui s'attachent à développer des modes d'autoprotection du territoire, respectueux des enjeux collectifs et des êtres avec lesquels nous devrons vivre dans le monde qui vient.

Propos recueillis par Jacques-Yves Bellay, Anne Dujin et François Léger

Alimenter ou nourrir ?

Remarques sur l'autogouvernement paysan

Joëlle Zask

Un paysan que j'ai rencontré dans son champ il y a quelques années m'a avertie de ne pas confondre aliments et nourriture. Certains aliments ne nourrissent pas, a-t-il précisé. Certains, cancérigènes par exemple, sont mauvais pour la santé ; d'autres, tels les aliments dits « ultra-transformés », ne rassasient pas et poussent à trop manger ; d'autres, trop riches en sel, en sucres et/ou en graisses saturées, sont aussi trop pauvres en fibres, en sels minéraux ou en vitamines.

Les aliments apportent le minimum nécessaire à un organisme, comme le bois, n'importe quel bois, alimente le feu. En physiologie, en médecine, en physique, l'aliment est un terme purement matériel qui désigne ce sans quoi la vie s'arrête. On pouvait d'ailleurs, dans le langage du droit, étendre l'aliment de la subsistance à la toilette, au vêtement ou au logement. Or il existe entre manger et bien manger la même différence que celle qu'Aristote situe entre *« simplement vivre »* et *« bien vivre »*. En effet, par « nourriture », on entend autre chose que l'effectuation quasi mécanique d'une fonction prédéfinie. Au lieu de la relation unilatérale que représente le rapport entre un besoin et sa satisfaction, c'est d'interactions qu'il s'agit : la nourriture agit sur ma personnalité, elle me fait grandir et développe mes capacités ; elle n'est ni automatiquement assimilée ni déversée en moi de l'extérieur. Au contraire, elle est sélectionnée, adaptée, choisie, enseignée, préparée, dégustée, partagée. Comme le veut l'emploi habituel de ce terme, elle n'est d'ailleurs pas réservée à l'estomac.

On parle souvent des nourritures du cœur, de l'âme, de l'esprit. Tandis qu'« aliment » vient du latin *alimentum*[1], « nourriture » vient de *nutritura*[2].

Le sens des mots n'a bien entendu aucune fixité. L'étymologie est une source d'inspiration, non de légitimation. Toutefois, la distinction entre aliment et nourriture peut aider à penser le rôle de la nourriture dans le couplage entre démocratie et écologie que je propose. Schématiquement, et en amont de toute démonstration, avançons que l'agriculture industrielle et l'agrobusiness sont du côté de l'aliment, dont le mode de production et d'administration suppose des procédures fondamentalement antidémocratiques et antiécologiques. Les formes de production non industrielles dites « agriculture paysanne » sont à l'inverse soucieuses de nourriture, ce qui suppose un rapport spécifique au corps, à l'individualité et à l'individuation humaine, ainsi que des modes de vie respectueux de l'environnement et des libertés individuelles, notamment la liberté de l'expérience. Le but de cet article est d'apporter à cette affirmation quelques éléments de démonstration.

Vers une philosophie politique de la nourriture

Il pourra sembler curieux d'associer la démocratie et la question de la nourriture dans notre contexte, qui est celui d'une démocratie devenue essentiellement représentative, dans laquelle on associe la citoyenneté à des activités séparées de l'urgence de la vie quotidienne, notamment à l'examen permanent d'un pouvoir idéalement « transparent » en vue soit d'y assentir, voire de l'acclamer, soit d'exprimer sous une forme ou une autre sa réprobation.

En effet, la tendance générale est de réserver les pratiques démocratiques d'une citoyenneté en acte à un ensemble d'activités spirituelles dématérialisées, voire virtuelles. L'idée même de « se mettre autour d'une table », non pour manger mais pour causer, en est la représentation

1 - Le Centre national de ressources textuelles et lexicales fait mention d'un ouvrage indiquant qu'*alement* dérive du verbe « aller », au sens de « marche, allure, pas » ; ce qui pourrait permettre un rapprochement (par quasi-homonymie) d'« aliment » avec un sens correspondant à « bouger, se mouvoir », d'où une connotation mécanique.

2 - Là encore, le Centre national de ressources textuelles et lexicales mentionne dans l'histoire du mot « nourriture » un ouvrage de Philippe de Thaon répertoriant une forme **nureture* au sens d'« éducation, action d'élever, d'instruire ». Ce rapprochement entre nourriture et instruction se retrouve dans les sens du verbe latin *educare* qui signifie « élever, nourrir, avoir soin de ».

archétypale. Autour d'une table vide se déploie ce que Habermas a appelé une *« action communicative »*. En font partie le débat, la discussion publique, la lecture de la presse, l'écoute des arguments, la délibération, bref, un ensemble d'actes dont la dématérialisation serait la condition d'un vivre ensemble égalitaire, fondé sur la mobilisation de notions communes et de notre faculté de raisonnement.

Cette spiritualisation de la pratique citoyenne répond à un objectif de séparation politique entre l'âme et le corps. Car si, pense-t-on, apparaître en public repose sur l'exercice de nos libertés d'expression et la mise au rancart, au moins provisoire, du soin de notre propre conservation, les corps singuliers au contraire auraient l'effet de fracturer le « corps » social. Comme ils nous livrent à nos passions, à nos pulsions, à nos émotions, ils nous singularisent et nous opposent. Pire, ils nous entraînent irrémédiablement sur la voie de l'irrationnel et nous portent à privilégier notre intérêt privé plutôt que le bien commun. La frontière séparant privé et public, nécessité et liberté, animalité et humanité exprime un dualisme identique. Or qui dit « alimentation » (et non « nourriture ») dit aussi, en l'isolant du reste de l'existence, simple processus biologique, reproduction, production de la vie purement matérielle. On exprime alors la dépendance humaine à l'égard de variables physiologiques qui ne lui sont pas spécifiques, mais qui font de l'humain un animal comme un autre.

L'agriculture industrielle condense tous les mécanismes de subordination qu'on puisse imaginer.

Ce sont là quelques banalités que je me limite à rappeler afin d'esquisser les contours d'une masse phénoménale de préjugés qui nous empêchent de penser le « pain » – ou ailleurs le riz, le maïs ou le millet – comme une donnée de base des modes de vie réellement démocratiques. Dans un tel mode de vie, la juste distribution de l'eau et de lots de terre mis à la disposition des cultivateurs par une instance distributive commune, une certaine dose d'autosuffisance, l'ajustement de la production aux besoins de nutriments et la participation des uns et des autres au choix des cultures, des techniques utilisées, comme à l'appréciation des nourritures locales, sont des variables intimement liées.

À l'opposé, l'agriculture industrielle condense de manière parfaitement cohérente tous les mécanismes de subordination qu'on puisse imaginer. On ne peut ici qu'évoquer le lien intrinsèque entre l'ancien phénomène d'appropriation des terres arables *via* le processus des *enclosures*, la privatisation des moyens de production des denrées, l'expropriation des paysans hors des terres dont la mise en culture permettait d'assurer la subsistance de leur communauté, le développement du travail mercenaire, de la servitude ou de l'esclavage, la dépendance croissante de tout un chacun à l'égard de sources de nourriture lointaines ou monétisées, et, en parallèle, le détournement de l'agriculture qui, de nourricière, devient progressivement alimentaire et, pour ce faire, intensive, moniste et incompatible avec la vie durable des sols. À l'extrême, l'agriculture réputée source de la vraie *« richesse des nations »*, comme l'ont soutenu les physiocrates du XVIIIe siècle français tels que François Quesnay ou Pierre Samuel Dupont de Nemours, finit d'ailleurs par divorcer de ses objectifs nourriciers au profit de la plantation de cultures plus profitables qui, tels le coton, le tabac et, plus récemment, le colza, la canne à sucre, le palmier à huile, le soja ou le maïs – dont une grosse moitié est destinée aux biocarburants et au bétail –, ne nourrissent pas[3].

À cette esquisse pourrait être agrégée une seconde évocation, portant sur le parallélisme entre le processus latifundiste et, pour le justifier, l'affichage d'un mépris abyssal pour la paysannerie. Simone Weil s'était inquiétée du manque de considération pour les paysans français[4]. Et en effet, durant des siècles, aucun mot n'a été trop dur pour rabaisser les paysans au niveau de bêtes brutes ne s'exprimant que par borborygmes, ignares et vicieux, cupides et sorciers à leur heure, ultra-conservateurs, opposés aussi bien au progrès qu'à la justice sociale ; et en proie à un tel abrutissement congénital qu'aucune science, ou même savoir, ne pourrait les atteindre, eux qui sont en réalité incapables de s'occuper correctement des sols et des plantes. Par exemple, on a longtemps réservé au paysan landais une réputation des plus méprisables, l'accusant d'être autant une bête qu'un humain, de patauger dans des marécages à l'air vicié, de ne s'exprimer que par grognements, de présenter une figure noire, laide et rabougrie, d'avoir une présence maléfique, bref d'en être resté à un stade

3 - Voir Wulf Klohn (sous la dir. de), *L'Eau, l'agriculture et l'alimentation. Une contribution au Rapport mondial sur la mise en valeur des ressources en eau*, trad. Dominique Juchault-Manley, FAO, 2004, chap. II, « L'alimentation du monde », p. 9-16. Voir aussi Yves Dronne, « Les matières premières agricoles pour l'alimentation humaine et animale : le monde », *INRAE Productions animales*, vol. 31, nº 3, 2019, p. 165-180.

4 - Voir Simone Weil, *L'Enracinement. Prélude à une déclaration des devoirs envers l'être humain* [1943], deuxième partie, Paris, Gallimard, coll. « Folio essais », 1990. Pour ce point et les suivants, voir mon essai *La Démocratie aux champs. Du jardin d'Éden aux jardins partagés, comment l'agriculture cultive les valeurs démocratiques*, Paris, La Découverte, coll. « Les Empêcheurs de penser en rond », 2016.

antérieur à la barbarie, celui de la bestialité[5]. Dans mon essai *La Démocratie aux champs*, paru en 2016, je rappelais que *« partout – en Roumanie, en Russie, en Chine, en Europe de l'Est ou de l'Ouest, pour Marx qui tourne en ridicule* "l'abrutissement de l'existence campagnarde" *et traite le paysan de* "sac à patates[6]", *pour Lénine qui l'estime* "moribond" *et incapable d'action politique, pour Mao qui le sacrifie à sa compétition contre l'URSS, condamnant à la famine 50 millions d'entre eux, et dont la révolution, on le sait aujourd'hui, a été la moins paysanne qui soit –, la paysannerie est un* "antonyme du progrès", *un* "cul-de-sac du développement[7]". *Et si les paysans se révoltent, ce n'est pas comme citoyens mais, en France, comme* "croquants", "tard-avisés", "nu-pieds" *et autres termes péjoratifs. Dans le roman de Balzac,* Les Paysans, *le paysan, ce danger social lancé par la Révolution à la conquête de la propriété et du pouvoir, concentre toutes les tares : paresse et ivrognerie, sauvagerie, avidité, fourberie, etc.*[8]. *Et pour Marx à nouveau, la paysannerie française des années 1850 incarnait encore la* "barbarie au sein de la civilisation[9]" *».*

Ce sont là des mythes tenaces que les faits font s'évaporer. Pour revenir à l'exemple des paysans landais, ceux-ci ouvrirent dès les années 1780 des cafés associatifs destinés à accueillir les Cercles de travailleurs des Landes de Gascogne. Dans ces cafés, on se réunissait pour lire les journaux, commenter les nouvelles du jour et s'entraîner à des exercices de jugement politique et de débat contradictoire. Ces cafés servaient aussi de centres d'éducation populaire. Tout au long du XVIIIe siècle, le pays des Landes s'est imposé comme un haut lieu du socialisme radical et démocratique français. Puis les paysans landais s'insurgèrent contre la colonisation de leur région par Napoléon III, en particulier contre le démantèlement des communaux et la concentration de la propriété terrienne. Dans les Cercles, tout en luttant contre l'avènement des grands

5 - Jérôme Lafargue, « La mémoire enfouie. Sociologie de la protestation paysanne dans les Landes (XIXe-XXe siècles) » [en ligne], *Ruralia*, no 4, 1999.

6 - Karl Marx, « Le manifeste communiste » [1848], dans *Œuvres*, t. I, *Économie 1*, Paris, Gallimard, coll. « Bibliothèque de la Pléiade », 1963, p. 166.

7 - Pamela Leonard et Deema Kaneff (sous la dir. de), *Post-Socialist Peasant? Rural and Urban Constructions of Identity in Eastern Europe, East Asia and the Former Soviet Union*, New York, Palgrave, 2002, p. 7.

8 - Ce roman, inachevé, que Balzac considère comme le plus « considérable » et auquel Marx et Engels attachent une grande importance, date de 1844. Le propos se retourne dans la seconde partie qui dépeint l'expropriation des paysans par les bourgeois de la ville et annonce la disparition de la classe paysanne.

9 - Cité par Roland Lew, « Révolutionnaires et paysans. Le cas chinois et l'héritage du marxisme classique », *L'Homme et la Société*, no 172-173, 2009, p. 195-220.

propriétaires terriens, on défendait le principe de l'indépendance et les revenus des exploitants non propriétaires, des petits propriétaires et des éleveurs de moutons. On y buvait modérément et le jeu y était interdit. Des cas de ce genre sont légion, partout en France et dans le monde. Et de fait, il existe une longue tradition, insuffisamment connue, selon laquelle le paysan indépendant est l'incarnation du citoyen vertueux et la base culturelle de la démocratie libérale. Loin d'une contradiction entre l'humain cultivateur et l'humain « animal politique », et en rupture complète par rapport à une pensée dualiste qui conduit à attribuer les tâches productives à la plèbe et les tâches intellectuelles à une élite naturelle, ceux qui se sont rétrospectivement avérés des fondateurs ont tenu la démocratie pour l'art de produire les conditions aussi bien matérielles que spirituelles de notre propre vie.

Pour une démocratie alimentaire

En expliquant que la *« vie bonne »* dépend autant d'un vivre ensemble harmonieusement institutionnalisé que d'un système communautaire d'indépendance économique, Aristote invitait déjà à apprécier la complémentarité entre la production de la vie matérielle dans un environnement donné et l'entraînement aux fonctions intellectuelles les plus élevées. La cité dont le philosophe souhaitait l'épanouissement n'avait rien d'éthéré, analogue en cela à la Cité des oiseaux dont Aristophane se moquait. Elle consistait en *« un ensemble composé de maisons, de territoires et de possessions, suffisant à l'entretien d'une vie convenable. La cité doit donc se dissoudre, si elle ne peut pas réunir tous ces éléments, pour lesquels la communauté politique est précisément établie*[10] *»*.

Sans opposition, l'économique et le politique sont indissociables, comme le recto et le verso d'une même feuille de papier. *« La maison est comme une cité »*, écrit encore Aristote dans le même texte, *« elle doit être constamment bien gardée »*. L'administration des biens (économie) et l'ensemble des discussions portant sur les décisions communes (politique) ne sont pas des domaines séparés. Analogue à la nourriture dont les dimensions sanitaires, biologiques, symboliques, sociales, esthétiques,

10 - Aristote, « Différence entre l'économie domestique et la politique », *De la science économique*, trad. M. Hoefer, Paris, Lefèvre/Charpentier, 1843, livre I, chap. I [1343a].

etc., sont indissociables et même interdépendantes, le *« bien vivre »* dépend de la coopération et de la convergence de tous les plans dont l'ensemble constitue un système culturel complet. Il n'y a pas de « nourriture » s'il n'y a en même temps participation, coopération, travail indépendant, santé et esthétique, écologie et sciences paysannes. Qu'il s'agisse de sa production, de sa distribution ou de sa consommation, la nourriture est l'élément d'un écosystème cohérent dans lequel elle-même ainsi que toutes les fonctions « naturelles » (manger, dormir, accoucher, etc.) sont en fait requalifiées par certains traits culturels qui permettent aux nouveaux venus de les acquérir. Tout acte, toute posture, toute gestuelle, relève d'une « technique du corps » qui est transmise, acquise et perpétuée, écrivait Marcel Mauss[11]. Il en va même de la manière de se tenir debout, qui varie en fonction des habitudes culturelles.

C'est donc d'antidualisme, de l'« union de l'esprit et du corps » compris comme deux modes d'une même entité, qu'il est question quand on parle de nourriture. Distincte de l'idée d'une « souveraineté alimentaire » qui tend à reconduire vers un « pouvoir sur » et une relation non dialogique avec l'environnement, celle d'une « démocratie alimentaire » s'accompagne d'une théorie pluraliste et non binaire, abordant de manière concomitante la question de la qualité nutritive des aliments, leur complémentarité, le droit de manger à sa faim et de choisir en connaissance de cause ce qu'on mange, tout autant qu'un vaste ensemble de relations sociales librement consenties comme le marché hebdomadaire, l'épicerie coopérative et la vente directe, l'autogouvernement des producteurs, la libre organisation d'événements sociaux symboliques autour de la nourriture, la libre association entre producteurs et mangeurs, la création d'éco-lieux et de tiers-lieux dans lesquels agriculture et nourriture jouent un rôle pivotal, etc. Nourrir, et non alimenter, forme donc le cœur d'une forme de vie spécifique, qu'on peut appeler démocratique si, par démocratie, on entend, outre un système de gouvernement, un ensemble d'habitudes portant à l'autogouvernement, individuel et commun, en toutes choses.

Au reste, c'est ainsi qu'au milieu du XVIIIe siècle, certains fondateurs de la démocratie américaine – par exemple le général Oglethorpe qui a

11 - Marcel Mauss, « Les techniques du corps » [1936], dans *Sociologie et anthropologie*, introduction de Claude Lévi-Strauss, Paris, Presses universitaires de France, coll. « Quadrige», 2013.

conçu les plans de la ville de Savannah et interdit l'esclavage, le français Saint John de Crèvecœur qui, en faisant le portrait type du cultivateur américain, a forgé une image à laquelle les Américains se sont durablement identifiés, Benjamin Franklin qui fut passionné d'agriculture ou encore John Dickinson, l'auteur des célèbres *Lettres d'un paysan de Pennsylvanie*[12] – ont conçu le nouveau monde qu'ils appelaient de leurs vœux. Selon Thomas Jefferson, dont l'importance historique pour l'avancée des démocraties dans le monde est connue, *« les cultivateurs de la terre sont les citoyens les plus précieux. Ils sont les plus vigoureux, les plus indépendants, les plus vertueux. Ils sont les plus attachés à leur pays ; leurs liens avec les libertés de leur pays et ses intérêts sont les plus durables*[13]*. »* Ailleurs, il ajoute que *« la corruption massive des mœurs parmi les cultivateurs est un phénomène dont aucune époque ni aucune nation n'offrent d'exemple*[14] *»*. Tout en s'inspirant de formes très anciennes, plusieurs d'entre elles autochtones, ces « pères fondateurs » ont pensé la démocratie comme un mode de vie offrant à chacun la possibilité de faire un plein usage de toutes ses facultés tout en restant en accord avec autrui. L'antidualisme dont il a été question ci-dessus a joué un rôle majeur dans cette conception.

Les formes de vie démocratique sont incompatibles avec une hiérarchisation des caractéristiques, masculine ou féminine, enfantine ou adulte, sensible ou mentale ; nos facultés et dispositions sont dissemblables mais toutes importantes dans le *« mélange »* (Platon) dont chaque individu procède. Il est donc exclu de transposer la diversité des facultés à une diversité de classes et de fonctions sociales. Travailler la terre ou manger n'est pas déchoir de l'humanité vers l'animalité mais explorer un champ d'expérience par lequel se réalise une facette de la personnalité de chacun. Dans la Bible, Adam, figure qui fut une importante source d'inspiration pour les partisans de la démocratie agraire dont la première mouture fut américaine, ne peut manger que des arbres qu'il a fait pousser lui-même. Ce faisant, par le travail du jardin, il observe, apprend, compare, exerce son habileté, se fait l'élève de la

12 - John Dickinson, *Letters from a Farmer in Pennsylvania*, Research Triangle Park, National Humanities Center [en ligne], Lettre 1, 3 décembre 1767.

13 - Lettre de Thomas Jefferson à John Jay, 23 août 1785. Toutes les lettres de Jefferson sont en ligne.

14 - Cité par A. Whitney Griswold, « The agrarian democracy of Thomas Jefferson », *American Political Science Review*, vol. 40, nº 4, 1946, p. 657-681.

nature, écrivait le philosophe Ralph Waldo Emerson[15]. En produisant ses conditions d'existence, il développe son humanité même. La nature qu'il transforme, il la préserve en même temps. Dans la Genèse, Adam est à la fois travailleur de la terre et gardien du jardin. Son indépendance au sens moral et politique vient de ce qu'il produit de lui-même et par lui-même sa subsistance. Quant à Jefferson, il s'était identifié à cette figure de conciliation entre la spiritualité et la matérialité de l'existence humaine. Lui-même se définissait comme paysan, « corps et âme », et de fait avait consacré l'essentiel de son temps moins à faire de la politique qu'à étudier l'agriculture et à promouvoir son enseignement, à introduire des plantes nouvelles, à tester la rotation des cultures, la fertilisation des sols, la vinification, la fermentation de l'orge, etc.[16]. Il remplit des milliers de pages d'observations, ce qui fit de lui un pionnier des sciences agronomiques. Sans doute a-t-il passé plus de temps dans ses jardins de Monticello que dans les arènes de la politique. Mais sans dichotomie, au contraire. L'agriculture, au même titre que l'éducation, figurait en bonne place dans son programme destiné au renouvellement et au renforcement des mœurs démocratiques. *« L'agriculture*, écrit-il encore, *est notre objectif le plus sage, car c'est elle qui, en fin de compte, contribuera le plus à la richesse, à la moralité et au bonheur*[17]. *»* Et de conclure : *« Je pense que nos gouvernements resteront vertueux pendant de nombreux siècles et le demeureront tant que prévaudra l'agriculture*[18]. *»*

En conclusion, l'actualité politique et écologique nous porte à considérer l'agriculture dite paysanne comme la source des *« vertus et des caractéristiques humaines les plus en accord avec l'auto-gouvernement démocratique*[19] *»* : pas de citoyenneté sans sécurité alimentaire, pas de liberté sans moyens matériels, pas de participation politique sans prise en compte des besoins de chacun, pas de développement de soi ou d'individuation en l'absence d'une bonne dose d'indépendance dans le travail quotidien.

15 - Ralph Waldo Emerson, *The Complete Works of Ralph Waldo Emerson*, vol. 7, *Society and Solitude*, Boston/New York, Houghton/Mifflin, 1903-1904, chap. VI, « Farming » [en ligne sur le site de la bibliothèque de l'université du Michigan].

16 - Écrivant à Thomas Pinckney de Monticello en 1795, il dit : *« I am entirely a farmer, soul and body, never scarcely admitting a sentiment on any other subject »*. Thomas Jefferson, *The Quotable Jefferson*, éd. John P. Kaminski, Oxford, Princeton University Press, 2006.

17 - Lettre de Thomas Jefferson à George Washington, 14 août 1787.

18 - Lettre de Thomas Jefferson à James Madison, 20 décembre 1787.

19 - Cité par Whitney Griswold, « The agrarian democracy of Thomas Jefferson », *American Political Science Review*, vol. 40, n° 4, 1946, p. 667.

Varia

Dématérialisation des services publics : un projet politique

Pierre-Olivier Monteil

Dans un précédent article, j'ai tenté de montrer que les techniques de management actuelles ne sont pas sans affinités avec les attendus du projet néolibéral[1]. La fragile unité de cette mouvance composite réside dans une conception de l'humain qui l'assimile à l'*homo œconomicus*, dont elle s'attache à promouvoir la rationalité : celle du calcul[2]. Il s'agit, dans une logique behavioriste, d'infléchir les comportements de sorte que, mus par l'intérêt, ils se déterminent en réponse à des signaux extérieurs, et non plus en conscience. Il semble que la numérisation de la société fournisse les moyens d'étendre cette logique à d'autres domaines. Cette hypothèse est ici mise à l'épreuve à propos de la politique de dématérialisation des services publics. L'exercice consistera à vérifier si les intentions et finalités de ce nouveau mode d'intervention de l'État peuvent, elles aussi, s'éclairer à la lumière des trois auteurs d'inspiration néolibérale déjà mobilisés pour décrypter les pratiques de management : Milton Friedman, Walter Lippmann et Friedrich Hayek. Notre enquête envisagera le service public dématérialisé au travers des usages auxquels il donne lieu, en se fondant sur les analyses de deux récents rapports du Défenseur des droits.

1 - Pierre-Olivier Monteil, « Du néolibéralisme en management », *Esprit*, mai 2024.
2 - Voir Michael J. Piore, « Stabilité et flexibilité dans l'économie : le comportement économique entre rationalité et interprétation », trad. Delphine Rémillon, dans François Eymard-Duvernay (sous la dir. de), *L'Économie des conventions. Méthodes et résultats*, t. I, *Débats*, Paris, La Découverte, coll. « Recherches », 2006, p. 117-127.

S'adapter

Dans un rapport publié en 2019, Jacques Toubon, alors Défenseur des droits, regrettait une dématérialisation des services publics menée *« à marche forcée »*. Il s'inquiétait d'être saisi de litiges *« toujours plus nombreux »*, dans lesquels il voyait *« la conséquence d'une numérisation inadaptée aux situations des usagers*[3] *»*. En 2022, Claire Hédon, qui lui a succédé dans l'intervalle, dresse un constat inchangé. Elle y ajoute une observation de poids : *« C'est un renversement historique d'un des trois principes du service public : l'adaptabilité »* (aux côtés de l'égalité et de la continuité). En effet, l'adaptabilité devient *« une qualité attendue de l'usager, plutôt qu'une exigence qui incombe au service »*. Elle rappelle que la notion d'usager implique pourtant *« une relation bilatérale d'échange »* à base de *« réciprocité, de proximité et de liberté »*, selon les termes du juriste Jacques Chevallier, qui y voyait, dans un article de 1985, un progrès par rapport à la notion d'administré[4].

La dématérialisation des services publics n'en a pas moins donné lieu à l'apparition du néologisme d'illectronisme, terme un rien paternaliste qui met l'accent sur l'impréparation de certaines personnes à s'adapter à la norme nouvelle. Ce mot les infériorise, alors qu'on pourrait s'étonner que l'accès du public à ses droits soit désormais conditionné à une connexion et à une compétence. Ainsi, de même qu'avec la « direction par objectifs » en management, chacun se voit sommé d'agir en fonction de priorités définies de l'extérieur, le numérique s'imposant tel un fait accompli. Cet état d'esprit s'inscrit dans la continuité de l'impératif d'adaptation, dont Barbara Stiegler a montré l'importance centrale chez Walter Lippmann, l'auteur éponyme du colloque de 1938 dont le courant néolibéral est issu[5]. Cet auteur considère en effet que, dans un monde devenu trop complexe et mouvant pour l'homme de la rue, ce dernier doit s'en remettre aux experts. D'eux seuls on peut attendre qu'ils réadaptent l'espèce humaine à un environnement par rapport auquel elle serait *« en retard »*. Il faut donc inciter à dépasser la frilosité de la stabilité et à surmonter l'inertie liée à

3 - Défenseur des droits, *Dématérialisation et inégalités d'accès aux services publics* [en ligne], janvier 2019.

4 - Défenseur des droits, *Dématérialisation des services publics : trois ans après, où en est-on ?* [en ligne], février 2022 ; Jacques Chevallier, « Figures de l'usager », dans Raphaël Drai (sous la dir. de), *Psychologie et science administrative*, Paris, Presses universitaires de France, 1985, p. 35-69.

5 - Voir Barbara Stiegler, *« Il faut s'adapter ». Sur un nouvel impératif politique*, Paris, Gallimard, coll. « NRF essais », 2019.

des stéréotypes dépassés. Chacun n'a plus, dès lors, qu'à faire siens les objectifs qui lui sont assignés par ceux qui sont présumés savoir. Pour Lippmann, le sens et la fin de l'histoire sont déjà connus : c'est la mondialisation des échanges et l'augmentation de la productivité. La *« masse »* est invitée, pour sa part, à se désimpliquer des affaires publiques, et l'individu à se recentrer sur ses intérêts. Quant à nous, quoi que nous en pensions, nous n'avons d'autre issue aujourd'hui que de nous soumettre à ces dispositifs de management – presque de rééducation – de l'usager que sont les procédures dématérialisées, tandis que nos éventuelles réticences sont balayées comme les vestiges d'un prétendu passéisme.

La Défenseure des droits ne s'y trompe pas. Rappelant l'administration à ses responsabilités, elle souligne que *« l'accès aux droits et au service public ne doit pas être tributaire des mérites des usagers, de leurs capacités attendues, de la conformité de leur comportement aux attentes de l'administration »*. Dénonçant le présupposé selon lequel il serait possible de *« produire un usager conforme au service public tel qu'il se transforme »*, elle voit dans la dématérialisation forcée une forme de *« maltraitance institutionnelle »*. En conséquence, elle préconise que des mesures législatives soient adoptées pour préserver systématiquement l'existence de plusieurs modalités d'accès aux services publics et prévoir qu'aucune démarche dématérialisée ne puisse dorénavant être contrainte.

Dépolitiser

Reprenant encore à son compte les termes de son prédécesseur, la Défenseure des droits s'insurge contre une démarche de dématérialisation des services publics qui privilégie *« une approche budgétaire et comptable »*. À cet égard, il y a dépolitisation en ce sens que les préoccupations gestionnaires semblent prendre le pas sur la question politique des missions de l'État. C'est le geste qu'accomplit en son temps l'économiste monétariste néolibéral Milton Friedman quand, par exemple, il s'oppose radicalement à toute responsabilité sociale de l'entreprise en déclarant, de manière percutante, que *« la responsabilité sociale de l'entreprise est d'augmenter ses profits*[6] *»*.

6 - Milton Friedman, « La responsabilité sociale de l'entreprise est d'accroître ses profits » [1970], trad. Alain Anquetil, dans A. Anquetil, *Qu'est-ce que l'éthique des affaires ?*, Paris, Vrin, coll. « Chemins philosophiques », 2008, p. 75-82.

Une autre forme de dépolitisation concerne le rapport aux usagers. Elle consiste à instaurer des dispositifs de régulation automatique en contexte d'indétermination. La relation au guichet fait surgir des situations dans lesquelles la formulation de la demande, comme la recherche de solutions, fait appel à des ressources de coopération langagière entre les protagonistes. Les données purement administratives ou techniques ne suffisant pas pour se comprendre, de l'ingéniosité verbale est requise. Il y a ainsi dépolitisation en ce sens que les normes d'effectuation du travail administratif se trouvent entièrement externalisées dans la procédure numérique, empêchant toute initiative. Les anciens protagonistes sont expropriés de leur pouvoir d'agir.

L'interaction humaine n'existe plus, avec ce qu'elle pourrait avoir de plaisant ou de déplaisant, mais de vivant et bienvenu. Pour ne pas voir dans cette suppression un appauvrissement, il faut estimer qu'il y a peu à attendre de ces échanges. Hayek peut aider à s'en convaincre, qui affirme – contre toute vraisemblance – qu'au-delà du cercle des proches, il n'est possible de s'accorder avec autrui sur un projet commun que *« sur des moyens et non des fins*[7] *»*. Ce qui le conduit à s'en remettre à *« l'ordre du marché »* (ou *« nomocratie »*). En tant que processus impersonnel, ce dernier a en effet le mérite, selon lui, de résoudre le problème que constituerait la dépendance des humains à l'égard les uns des autres. De fait, la logique marchande de l'offre et de la demande évince l'horizon d'un monde commun et, au moins en apparence, les phénomènes de pouvoir ou d'influence qui surviennent dans l'espace public. De même le service public dématérialisé – souvent de manière encore plus contrainte – met-il aux prises une machine et un usager appréhendé dans son espace privé et animé de préoccupations strictement utilitaires. Le monde vécu, qui constitue, pour Habermas, l'horizon préréflexif de l'agir communicationnel à la recherche de l'entente, s'évanouit. S'instaure *« une communication sans communauté*[8] *»*.

Cela peut se formuler dans les termes de Luc Boltanski et Laurent Thévenot, qui observent que la notion d'usager est un compromis entre

7 - Friedrich A. Hayek, *Droit, législation et liberté. Une nouvelle formulation des principes libéraux de justice et d'économie politique*, t. I, *Règles et ordre*, trad. Raoul Auduin, Paris, Presses universitaires de France, coll. « Libre échange », 1980, p. 328.

8 - Byung-Chul Han, *Infocratie. Numérique et crise de la démocratie* [2021], trad. Olivier Mannoni, Paris, Presses universitaires de France, 2023, p. 49.

la notion de citoyen, qui relève du monde civique, et celle de client, qui relève de l'univers marchand[9]. Réduit à suivre une procédure comme on actionne un distributeur, l'usager s'éloigne du statut de citoyen et se rapproche du rôle de client en se comportant en utilisateur. Privé du moyen de s'exprimer, il renonce à l'attitude politique qu'est, selon Albert Hirschman, la *« prise de parole[10] »*. En cas d'insatisfaction, il lui substituerait l'attitude du consommateur, qui fait *« défection »* et change de fournisseur, si le service public n'était un monopole.

Dans ces conditions, il devient peut-être moins étonnant que la dématérialisation des services publics soit intervenue sans que les usagers aient été consultés, ni informés un à un, comme le voudrait une forme élémentaire de prévenance et de courtoisie. Tout s'est passé, en effet, comme si l'on anticipait un basculement immédiat des mentalités, du registre du monde commun, où l'on s'explique, dans le contexte de monades juxtaposées ne communiquant pas entre elles, accaparées par leurs propres affaires et indifférentes aux autres. Précisément, comme tel n'était pas le cas, il fallait faire en sorte que cela le devienne. Par son silence, le fait accompli banalise le changement qu'il impose, faisant passer pour naturelle la solitude d'une communication sans intersubjectivité.

Il serait donc plus exact de parler de dépersonnalisation que de dématérialisation des services publics. La machine sans visage ayant remplacé l'agent, les rapports de l'administration avec ses publics ne relèvent plus du lien social mais d'une automaticité industrielle. De son côté, l'utilisateur familier d'Internet n'est pas en reste, qui se comporte tel *« un pilote dans son cockpit[11] »*, disposant du monde en quelques clics, dans une posture consumériste à l'égard de l'État comme du reste. De la sorte, de part et d'autre, chacun tourne le dos à l'idée fondatrice de Léon Duguit qui, au début du XXe siècle, a théorisé le service public à la française. Il s'agissait alors de valider l'intervention de l'État républicain et son pouvoir dans la société, tout en lui assignant des limites

Il serait donc plus exact de parler de dépersonnalisation que de dématérialisation des services publics.

9 - Voir Luc Boltanski et Laurent Thévenot, *De la justification. Les économies de la grandeur*, Paris, Gallimard, coll. « NRF essais », 1991, p. 339.

10 - Voir Albert O. Hirschman, *Défection et prise de parole. Théorie et applications* [1970], trad. Claude Besseyrias, Paris, Fayard, coll. « L'espace du politique », 1995.

11 - Voir Mark Hunyadi, *Au début est la confiance*, Lormont, Le Bord de l'eau, coll. « La pensée élargie », 2020, en particulier l'introduction, p. 11-16.

assez claires pour être acceptables. Pour ce faire, Duguit se fonde sur la découverte de Durkheim, qui voit dans la solidarité la loi qui organise la société. Cette nécessité qu'est la solidarité fournit le cadre légitime du droit, son horizon et sa limite. Dans ce cadre, loin de toute métaphysique de la souveraineté, le service public se voit confier la charge d'organiser et d'entretenir *« l'interdépendance humaine*[12] *»* dans la République.

Le contraste est saisissant avec la réduction drastique de « l'interface » humaine qui fait reposer la *start-up nation* sur l'évitement de la relation. De ce fait, il y a dépolitisation dans un troisième sens, qui intéresse les relations entre les usagers et l'administration et le tissage entre eux du lien social par processus d'influence symbolique. Cela peut s'éclairer à partir non plus d'Émile Durkheim, mais de Marcel Mauss. Pour l'anthropologue, on sait que le don est porteur d'une attente de reconnaissance adressée par son auteur au destinataire. Si le don (cadeau, conseil, marque de considération…) est accepté par ce dernier, cela crée pour lui l'obligation de procéder ensuite à un contre-don, qui aura *in fine* la signification symbolique de reconnaissance mutuelle entre les protagonistes[13]. À la faveur de cet échange en trois temps (donner, recevoir, rendre) s'instaure un lien social, qui n'aura de cesse de s'entretenir par réitération de gestes de don, tant que dure la relation. On perçoit dès lors la différence qui sépare le don ainsi analysé et l'échange marchand. En tant que tel, ce dernier ne crée pas de lien social, les protagonistes estimant être quittes avec le paiement de la transaction. Mais cela n'exclut pas que les deux registres coexistent. Il est courant qu'en marge de la dimension marchande et pécuniaire, une reconnaissance s'établisse : c'est d'ailleurs la vertu que Montesquieu prête au *« doux commerce »*. Cela posé, le raisonnement semble transposable aux relations entre usagers et agents publics, alors même que les opérations portent sur des services non marchands : aussi éphémère soit-elle, la dimension symbolique n'y est pas exclue. Rien à voir, donc, avec une administration sans visage, rendue incapable de manifestations d'humanité vivante. Dans ces conditions, la perspective de services publics dématérialisés entraîne des échanges si anonymes et si abstraits qu'on voit mal comment elle ne s'accompagnerait pas

12 - Voir Jacques Donzelot, *L'Invention du social. Essai sur le déclin des passions politiques* [1984], Paris, Seuil, coll. « Points essais », 1994, notamment p. 89-95.

13 - Marcel Mauss, *Essai sur le don. Forme et raison de l'échange dans les sociétés archaïques* [1925], présentation de Florence Weber, Paris, Presses universitaires de France, coll. « Quadrige », 2016.

d'un climat de défiance de plus en plus lourd avec les administrés. La rhétorique officielle a beau faire valoir que la dématérialisation permet de dégager du temps supplémentaire pour la relation de face-à-face, cela semble loin, pour l'instant, de correspondre à la réalité vécue par les usagers.

Externaliser le travail

La Défenseure des droits relève que la dématérialisation des services publics *« s'accompagne du report systématique sur l'usager de tâches et de coûts qui incombaient auparavant à l'administration »*. Il y a ainsi *« transformation du rôle de l'usager dans la production même du service public : il en devient coproducteur malgré lui. C'est à lui qu'il revient de s'équiper, de s'informer, le cas échéant de se former et partant d'être en capacité d'effectuer ses démarches en ligne, tout en répondant aux "canons" fixés par l'administration »*. En résumé : *« On demande en réalité aux usagers de faire plus pour que l'administration fasse moins et économise des ressources. »* Un *« insidieux glissement »* organise *« l'externalisation »* de tâches jusque-là imparties à l'État. De surcroît, citant un rapport de l'Inspection générale des affaires sociales, Claire Hédon constate que les informations demandées à l'usager sont plus exhaustives que celles qui devaient être renseignées sur les anciens formulaires Cerfa.

Si ces constats ne sont pas tout à fait une découverte pour les usagers que nous sommes, ils ont le mérite d'émaner d'un observateur tenu à l'impartialité. Face à la désinvolture du procédé, on est conduit à s'interroger sur les présupposés intellectuels – au-delà d'une pragmatique recherche d'économies – qui ont pu conduire à considérer comme légitime ce qui s'apparente à un impôt en nature. Quelle conception faut-il se faire du travail pour assigner autoritairement des tâches à autrui, en l'absence de tout lien de subordination ? Couramment, une forme de respect et même d'aura s'attache intuitivement au travail, en tant que production et expression de son auteur, idéalement sur le modèle de l'œuvre d'art. Cet *a priori* de considération peut s'enraciner dans une tradition de pensée qui va de Karl Marx à Christophe Dejours aujourd'hui, en passant par Hannah Arendt, qui considèrent le procès de travail comme potentiellement humanisant[14]. Pour le premier, la difficulté même d'une tâche en fait une activité par laquelle s'auto-effectue la liberté de son auteur (sous réserve qu'il ne soit pas exploité par l'extorsion de la plus-value). Pour le second, dans cet effort de dépassement réside la dimension *« sublimatoire »* du travail, qui transforme de la souffrance en plaisir. Dans le vocabulaire de la troisième, c'est le cas pour autant que le travail ne relève pas du simple *« labeur »*, astreint à des tâches quasi animales car purement alimentaires. Il y a ainsi un enjeu d'accomplissement et d'estime de soi dans le souci du bel ouvrage ou dans le projet de faire œuvre utile. Cela participe de la valeur éthique et politique du travail.

Une telle conception se situe aux antipodes de celle qu'on trouve chez Lippmann. Ce dernier est partisan de la conception libérale du capitalisme prônée par Adam Smith, pour qui la propension de la nature humaine ne porte pas le travail à embrasser un horizon aussi large, mais *« à trafiquer, à faire des trocs, à échanger une chose pour une autre*[15] *»*. Comme le résume Dominique Méda, le travail pensé par Adam Smith est à la fois *« construit »* (conceptualisé), *« instrumental »* (essentiellement destiné à l'échange) et *« abstrait »* (détachable de la personne de son auteur)[16]. Ainsi conçu, il offre au travailleur la possibilité de le vendre afin d'en vivre, perspective avantageuse par rapport à l'esclavage ou au servage. Mais pour ses héritiers, tel Lippmann, le travail humain est une marchandise foncièrement comme les autres, une denrée sans autre valeur qu'économique. Il est par ailleurs appréhendé négativement, à la fois comme un pensum et un produit impersonnel. En tant qu'activité, le travail n'est qu'une contrainte. Si l'on cherche une cohérence entre les pratiques d'externalisation de tâches et la politique menée aujourd'hui dans les domaines concernant explicitement le travail (réforme des retraites ou de l'assurance chômage), il semble qu'elle réside, comme chez Lippmann, dans une « valeur travail » réduite à sa composante monétaire. Aucun principe moral ne retient donc le geste par lequel la puissance publique se décharge d'une tâche appréhendée comme un vulgaire coût à éliminer, au lieu de considérer les grandeurs et servitudes des métiers.

14 - Je me permets de renvoyer sur ce point à Pierre-Olivier Monteil, *La Fabrique des mondes communs. Réconcilier le travail, le management et la démocratie*, Toulouse, Érès, 2023, chap. I, « Penser le travail salarié pour penser le management », p. 25-66.

15 - B. Stiegler, *« Il faut s'adapter »*, *op. cit.*, p. 171.

16 - Dominique Méda, *Le Travail. Une valeur en voie de disparition*, Paris, Aubier, coll. « Alto », 1995, p. 60-73.

L'administration peut ainsi se mêler sans réserve au concert des pratiques d'externalisation d'activités qu'on observe en tous domaines, par la grâce d'Internet.

La dégradation du service public : tolérée ou recherchée ?

La Défenseure des droits signale que certains publics rencontrent des difficultés spécifiques : majeurs protégés, personnes détenues, personnes étrangères… Si les obstacles sont importants aussi pour les jeunes, les personnes âgées ou en situation de handicap, ils sont insurmontables pour les personnes en situation de précarité sociale, alors même que *« l'accès aux droits sociaux et aux services publics revêt un caractère vital »* pour elles. À cette forte différence près, Claire Hédon observe que nous sommes en fait tous directement concernés, chacun ayant pu rencontrer un jour un blocage, une panne, une incompréhension face à un formulaire en ligne, l'impossibilité de parvenir à joindre un agent ou à dénouer un problème, faute de dialogue. Se refusant à y voir une fatalité, elle estime que le numérique peut être un progrès à condition de s'accompagner de *« garanties essentielles pour l'ensemble des usagers »*, notamment en faveur du maintien systématique d'un autre accès[17]. Mais, pour l'heure, la situation se dégrade. Près d'un quart des Français ont le sentiment de vivre dans un territoire délaissé par les pouvoirs publics, du fait de l'absence ou de la difficulté d'accès aux services publics, ce qui ne peut que *« produire de la défiance vis-à-vis des pouvoirs publics et de l'État en général »*.

La dégradation de la qualité de service public peut sans doute être imputée à la présomption de concepteurs de la dématérialisation qui auraient sous-estimé le défi consistant à mettre en procédures des pans entiers de l'activité administrative du pays. À l'évidence, remplacer le contact direct par des protocoles supposerait que ceux-ci s'ajustent à la multitude des situations singulières auxquelles ils doivent s'appliquer. On conçoit que ce n'est pas simple. Mais l'ergonomie, par la distinction qu'elle introduit entre « travail prescrit » et « travail réel », nous prévient que la chose est en fait *impossible*. En pratique, la prescription est en effet prise en défaut car, confronté au réel, le travail doit s'en écarter pour

17 - L'Assemblée nationale a adopté une proposition de loi en ce sens le 30 novembre 2023.

aboutir. Ces observations étant de notoriété publique, on est conduit à se demander si la dégradation constatée n'est pas, en réalité, moins subie que *recherchée*. Démonstration impossible, elle aussi, cette volonté éventuelle n'étant pas exprimée. Mais, à l'heure des algorithmes, elle est dans l'ordre des choses. La société de l'information vise en effet à rendre les utilisateurs transparents, tandis que le vouloir et le pouvoir des opérateurs restent dissimulés dans les dispositifs[18]. La dématérialisation des services publics n'y fait pas exception : elle participe d'une gouvernementalité qui s'exerce sur chacun tout en agissant cachée. Dès lors qu'elle incite l'usager à un comportement consumériste qui répond à l'insatisfaction en faisant défection, il suffit de susciter la création d'offres privées pour que, par leur dégradation même, les services publics conduisent à s'en détourner au profit du marché. Cette *« manipulation invisible »*, si c'en est une, ferait en sorte que *« des micro-choix individuels travaillent involontairement à faire advenir au détail un ordre social que la plupart des gens n'auraient sans doute pas choisi s'il leur avait été présenté en gros*[19] *»*. Ainsi Grégoire Chamayou avance-t-il l'idée plausible qu'une privatisation soit menée sans le dire – ni avoir à s'en justifier – au bénéfice des usagers qui en ont les moyens. On peut au moins retenir cette éventualité comme une question ouverte.

—

Demeure, quoi qu'il en soit, un problème auquel nous sommes tous exposés, dans l'hypothèse même d'un coup d'arrêt à cette dégradation. Devenu plus fiable et performant, le numérique ferait miroiter l'idéal d'une société au fonctionnement automatique. En effet, loin que les *process* libèrent du temps pour ménager des situations ouvertes à l'imprévu, ils nous y déshabituent. À prévoir la durée de nos trajets, planifier nos rencontres, conditionner nos achats et nos loisirs au nombre d'étoiles ou de *like* qui s'affichent sur les sites, la fantaisie s'émousse. Pas de démarche sans procédure, ni de difficulté sans son tutoriel. Et comme un muscle qu'on n'exerce plus, l'ouverture aux possibles se rétrécit. La confiance en soi, en autrui, en l'avenir s'émousse : nos propres tâtonnements, les quiproquos, l'attente nous insupportent. Tout devrait être univoque,

18 - Voir notamment Byung-Chul Han, *Infocratie*, *op. cit.*
19 - Grégoire Chamayou, *La Société ingouvernable. Une généalogie du libéralisme autoritaire*, Paris, La Fabrique, 2018, p. 249.

prévisible et sûr. Cette érosion de la confiance va de pair avec l'engourdissement de l'imagination et de l'initiative. Un conformisme pesant dissuade de sortir des rails. Il deviendra bientôt impensable que nous *pourrions* nous y prendre autrement. Ce déclin du conditionnel est celui de l'utopie et de l'esprit critique[20]. Pétrifiée et dogmatique, cette société serait invivable.

20 - Pour explorer cette perspective, je me permets de renvoyer à P.-O. Monteil, *Penser l'imagination avec Paul Ricœur. Raviver la société pétrifiée*, Paris, Hermann, coll. « Le Bel Aujourd'hui », 2024.

Ce que le surréalisme dit à notre époque

Jean-Philippe Domecq

Qui eût cru, en 1924, que la parution d'un manifeste, comme il s'en commettait bien d'autres alors, serait célébrée cent ans après, à coups de rééditions et d'expositions si fidèles à la vivacité d'esprit initial, sans nostalgie ni embaumement du cadavre, fût-il *« exquis*[1] *»* ? Plus encore, qui eût cru, ces dernières années, que ce centenaire rencontrerait une attention publique sans commune mesure avec le classique multiplicateur commémoratif ? Aujourd'hui, une déclaration d'intention aussi révoltée, aussi inventive et réfléchie, aussi intensément exigeante que le fut le *Manifeste du surréalisme* lancé par André Breton passerait moins qu'inaperçue, ne passerait pas du tout, elle ne passerait tout simplement pas la rampe de l'édition et encore moins celle de la presse. Et pourquoi ? Tout est dans ces mots d'*intense exigence* qui condensent l'origine mentale du surréalisme. On n'en voulait plus, d'exigence, dans l'Ambiance actuelle. Apparemment. Car voici que cette ambiante opinion culturelle, dont le groupe surréaliste n'aurait pas laissé tranquilles la vulgarité thématique, les simplismes intellectuels et les sirops d'audace, prend la boule d'énergie surréaliste en plein cœur, tel un soudain symptôme révélant un manque, une aspiration. Il faut dire que l'exigence qui propulsa loin l'aventure surréaliste n'était pas seulement poétique, éthique, politique, psychanalytique, elle était vitale. *Qui vive ?* demandait et répondait un de leurs tracts, façon revolver existentiel. C'est,

1 - André Breton, *Manifestes du surréalisme*, tirage spécial illustré, préface de Philippe Forest, Paris, Gallimard, coll. « Bibliothèque de la Pléiade », 2024 (toutes les citations de ce texte se réfèrent à cette édition). Voir aussi l'exposition « Le surréalisme d'abord et toujours », commissariat de Didier Ottinger et Marie Sarré, au centre Pompidou jusqu'au 13 janvier 2025.

somme toute et avant tout, la seule question qui vaille, si l'on veut faire un peu plus que, disons : survivre = sous-vivre. L'émotion qu'impose ce centenaire d'un mouvement culturel interroge notre présent plus que le passé, 2024 plus que 1924, en miroir face à nous aujourd'hui.

Une attention de rêve

Il vaudra d'ailleurs mieux ne plus l'oublier, en perspective « cavalière » dirait André Breton : l'histoire culturelle savante et commune aligne les œuvres qu'elle commente comme autant d'étapes qui seraient toutes significatives, toutes également intéressantes par conséquent ; ce faisant, elle en surévalue beaucoup et nivelle le tout. Non, à côté de l'histoire admise, relue certes et toujours nécessaire pour la continuité d'une civilisation, il y a une autre culture, d'autres nerfs d'œuvres, qui font un effet bien plus que savant et mémoriel. Ces œuvres donnent le désir de vivre l'infini que l'humain, vu d'ici comme de tout sauf lui, est seul à avoir inventé. « Il ne tient qu'à toi », nous disent-elles.

Mouvement dont on a eu le temps de mesurer les limites et l'énergie, le surréalisme est peu ou prou assimilé par la société. Au point d'être recyclé par la publicité et aplati par les médias qui, avec leur imparable logique broyeuse – dont les surréalistes auraient daubé sans craindre pour la « carrière » qui, aujourd'hui, fait libéralement tourner le *réussisme* littéraire français –, ressortent le qualificatif de « surréaliste » au moindre désordre d'assemblée. Mais, plus profondément, l'histoire du surréalisme, une bonne partie de l'opinion peu ou prou la connaît, connaît ses images frappées, ses appels d'air à la subversion des valeurs, à la liberté incessamment gagnable, à l'exploration des désirs quels qu'ils soient, aux infinies capacités de l'imagination et de la pensée, aux chambres obscures de l'inconscient – André Breton disait *« vouloir donner la clé de ce couloir »*.

On le constate à « l'exposition du centenaire » conçue par Didier Ottinger au centre Pompidou : les gens n'y viennent pas pour apprendre ; leur attention, informée, est sensible plus qu'historienne. Ce qui frappe au long de ces quatorze salles de labyrinthe tel qu'en composait le groupe surréaliste en ses expositions-événements, c'est qu'entre la turbulence des œuvres et de leurs variés supports, de la peinture de Giorgio De Chirico ou Max Ernst à l'écran de Luis Buñuel et Salvador Dalí, de *La Poupée* de Hans Bellmer à la non moins érotique, si on y regarde bien, *Boule suspendue* d'Alberto Giacometti, des apparitions de Toyen aux galbes sculptés de Hans Arp, le public se presse, murmure et se tait, fait attention aux œuvres et à l'attention d'autrui parce qu'elles imposent chacune leur cercle d'ondes. Une attention de rêve, à vrai dire. Le surréalisme ne renvoie pas qu'à lui-même et au passé qu'il a traversé : son *magnétisme* – un mot de son lexique mais qui explique en tout temps que des œuvres comptent pour nous plus que d'autres – nous rappelle que *« ce qui, n'étant pas, est pourtant aussi intense que ce qui est »*, selon André Breton.

Avant l'avant-garde

Devant les tableaux de René Magritte, observez ce qui se passe entre les regardeurs, couple ou amis, le phénomène est automatique, ils confrontent leurs interprétations, et pour cause : on commence par découvrir l'image peinte, de facture directement déchiffrable chez Magritte, puis on avise le titre ; il semble n'y avoir « rien à voir », alors on revient à l'image, et ce n'est plus la même, alors que c'est la même. Exemple dans l'exposition, la toile intitulée *La Durée poignardée* : une locomotive sort à toute vapeur d'une cheminée d'appartement close, sur le marbre de laquelle une petite horloge et un bougeoir sont posés devant un miroir ; autour, parquet, lambris. On vient d'expérimenter qu'entre perception et pensée s'interpose le concept, toujours. *« C'est la théorie qui décide de ce que nous pouvons observer »* (Albert Einstein). Comme l'œuvre de Marcel Duchamp d'une autre façon, celle de Magritte fut conceptuelle dans les années 1930, bien avant qu'une avant-garde des années 1960 prenne le mot à la lettre et isole le concept comme s'il était indépendant du percept.

Et puis, au fil de l'exposition, on s'avise que les *Rotoreliefs* de Marcel Duchamp contenaient le futur art cinétique ; que Duchamp a ouvert la voie future au plasticien belge Marcel Broodthaers ; mais que son *ready-made* de 1913-1917[2] a été la caution d'aubaine des suiveurs un demi-siècle plus et trop tard. Que les photomontages de Man Ray ont démultiplié les

2 - Sur les deux avènements du *ready-made*, voir leur centenaire *happening* : Jean-Philippe Domecq, *Bref Happening mondial* [en ligne], photographies de Nicolas Guilbert, suivi de *L'Avènement du mondart* par Jean Daniélou, Paris, Tituli, 2014, et *Total Ready Made*, sa version vidéo par Ralph Reiss (2013, en ligne sur YouTube).

potentialités du développement photographique. L'ombreuse chambre d'hôtel fantasmée par Dorothea Tanning, où le fauteuil, le lit et les murs sont gonflés d'un lin qui saille de gestes et fouilles qu'on soupçonne férocement intimes, contient déjà les impressionnantes installations de l'Américain Edward Kienholz, mais va tellement plus loin car moins gratuitement que tant d'installations qu'a multipliées, de 1970 à 1995, le quart de siècle qu'aura duré l'Art du Contemporain. Les collages de Max Ernst sont autrement productifs spatialement, mentalement, oniriquement que ceux de Picasso, qui démontre toujours qu'il et on « peut le faire » (et alors ? ce n'est pas qu'on fasse quelque chose de nouveau qui importe, du nouveau il y en a partout, mais ce que cela apporte, ouvre). Max Ernst, à ce titre, fut le grand expérimentateur du XXe siècle, avec ses frottages, cordages, décalcomanies, ses *Jardins gobe-avions*, ses forêts lunaires à l'image de *L'Europe après la pluie*. La gestuelle de l'*action painting*, les drippings de Jackson Pollock agrandissent *all over* les phosphènes griffés des espaces stellaires que déployait Roberto Matta et celui-ci ne s'est pas privé de le lui dire en riant bien de New York, qui le lui rendra. La peinture surréaliste est alors sortie de l'imagerie dont Salvador Dalí, si doué de sa main, a répandu les pitreries molles ; avec sa nouvelle génération d'après 1945, elle a trouvé l'automatisme mieux que l'écriture automatique, dont Breton eut le discernement de mesurer « *l'infortune continue* ».

Résultat, le surréalisme a inventé tous les nouveaux langages qu'ont ensuite perpétués les avant-gardes du XXe siècle : abstraction lyrique par l'automatisme en peinture, actions et *happenings* dès les spectacles à scandale dadaïstes, *living theatre*, frottage, fumage, intervention *in situ* et art mural, films expérimentaux, photographies médiumniques, environnements de salles et remises en cause des cadres d'exposition… Toutes ces ruptures furent mises en œuvre par le surréalisme de manière propositionnelle, créatrice et non théoriquement négatrice.

Si un mouvement culturel a pu à lui seul ouvrir et baliser tant de voies d'expression, révolutionner et dévoiler tant de territoires de l'inconscient, du désir et de la pensée, c'est qu'il a aboli les frontières non seulement entre les genres, comme cela avait commencé à se faire avant lui, mais entre les différentes voies d'expression. Peu importe que la poésie soit écrite ou peinte, photographiée ou filmée, qu'elle passe par l'objet ou la promenade, laquelle donnera ensuite la « dérive » situationniste : du moment qu'elle révèle.

Modèle intérieur et surréalité

« Révèle » : pourquoi et comment aujourd'hui, si la culture nous concerne directement par rapport à notre vie ? Le surréalisme autorise d'autant moins de nostalgie qu'il est né iconoclaste, de la radicale négation de toutes les valeurs et formes par Dada, mouvement tellement négateur d'ailleurs qu'il a d'emblée réussi à ne même pas être une avant-garde. Cela n'a pas empêché *« l'apparition d'un poncif indiscutable »*, de l'aveu d'André Breton dès le *Second Manifeste*. On ne reconnaît que trop en effet l'image surréaliste conçue comme l'électrisation réciproque de deux réalités contradictoires, qui a systématisé la conception plus nuancée de Pierre Reverdy et accentué celle de Lautréamont (*« Beau* […] *comme la rencontre fortuite sur une table de dissection d'une machine à coudre et d'un parapluie »* [*Les Chants de Maldoror*, VI, strophe 1, 1874]). Mais les quatre décennies du surréalisme (jusqu'à la mort de Breton en 1966 en tout cas) portent la propulsion au-delà, et peut-être bien avec actualité. Pourquoi ?

D'abord en raison de l'axe esthétique déterminé par Breton, le *« modèle intérieur »* : *« L'erreur commise fut de penser que le modèle ne pouvait être pris que dans le monde extérieur* […] *Il est impossible en tout cas, dans l'état actuel de la pensée, alors surtout que le monde extérieur paraît de nature de plus en plus suspecte, de consentir à pareil sacrifice. »* Notons au passage l'autorité intellectuelle de Breton : il fut l'un des premiers à avoir intégré les conséquences de *« la critique freudienne des idées »* (*Second Manifeste*, 1930) qui effectivement jeta le soupçon sur notre identité ; notons aussi qu'il n'est pas jusqu'à la littérature des parages du Nouveau Roman notamment, avec *L'Ère du soupçon* (1956) de Nathalie Sarraute, qui n'explorera les soubassements et délitements de notre façon de nous parler. Et ajoutons que la psychanalyse fut particulièrement productive et renouvelée en France, Jacques Lacan ayant côtoyé le groupe surréaliste et tiré son sujet de thèse de la paranoïa dont Salvador Dalí, lorsqu'il était jeune et non pitre de lui-même, avait développé une théorie « critique » qui impressionna Freud lorsque le surréaliste catalan lui rendit visite à Vienne. Breton, qui impressionna beaucoup moins Freud lors d'une semblable visite, conclut ainsi sa réflexion esthétique : *« L'œuvre plastique, pour répondre à la nécessité de révision absolue des valeurs réelles sur laquelle aujourd'hui tous les esprits s'accordent, se référera donc à un* modèle purement intérieur, *ou ne sera pas »* (*Le Surréalisme et la peinture*, 1928). Or l'axe est toujours vrai. Certes, l'art, tout au long de son histoire, prospecte selon un mouvement de balancier entre observation du monde extérieur et son observation intérieure ; mais ses meilleures découvertes se font toujours à la crête entre extériorité et intériorité.

Deuxième ressort d'actualité pérenne légué par le surréalisme : dans le prolongement direct du *Premier Manifeste*, de fin 1924 à janvier 1925, Breton écrit une *Introduction au Discours sur le peu de réalité* dont le titre condense ce qui restera son impératif : *« Le procès de l'attitude réaliste demande à être instruit. »* De la lutte promise contre la version univoque d'un réel prétendument unique, par quoi s'imposent toutes les aliénations, émergera la fameuse conception démultipliée de « la » réalité, la surréalité, *« où la vie et la mort, le réel et l'imaginaire, le passé et le futur, le communicable et l'incommunicable, le haut et le bas cessent d'être perçus contradictoirement »* (première annonce du *Second Manifeste*). Peut-on reprocher à Breton de poser cette question qui devrait nous être éternelle autant que quotidienne : *« c'est la réalité même qui est en jeu »* ? Or, aujourd'hui, on reste rêveur lorsqu'on entend énoncer cette *« révision absolue des valeurs réelles sur laquelle aujourd'hui tous les esprits s'accordent »*… Où l'on comprend pourquoi le surréalisme n'entendit pas être un mouvement littéraire de plus, mais une discipline d'éveil.

L'intensité de la remise en cause, du passage au tamis de toutes les valeurs héritées. La voilà, l'intense exigence initiale.

Au service de la révolution

Et c'est le troisième motif qui explique le rappel de tonicité que le surréalisme injecte à « notre » époque : l'intensité de la remise en cause, du passage au tamis de toutes les valeurs héritées. La voilà, l'intense exigence initiale. Cette exigence, douce à qui veut vivre, est violente à l'hystérie des modérés, elle leur est insupportable. Symptomatique à cet égard : que n'a-t-on entendu depuis des décennies, depuis les années 1980 au bas mot, sur l'auteur des *Manifestes*… Ils en avaient *assez* de celui en qui ils voyaient le terroriste intellectuel en mal de papauté littéraire, l'intransigeant – ce qu'il était effectivement – qui excluait ceux qui abandonnaient l'enjeu de *« changer la vie »*, l'amour, le monde.

Il est vrai que le *Second Manifeste* aligne des pages d'anathèmes et de règlements de compte qu'en 1946, dans la réédition, Breton ne cache pas regretter : *« à mes dépens, les jugements parfois hâtifs que j'y ai portés »*. Mais quinze ans auparavant, il couronnait de comique ses excommunications en s'accusant… de quoi ? : *« S'il est une accusation à laquelle je reconnais avoir longtemps donné prise, c'est assurément celle d'indulgence »*, suit l'une de ses notes fulminantes de trois pages où il se tance *« d'avoir tardé à pratiquer cette hécatombe »* contre *« les essoufflés »*, *« voyous de presse »*, *« les viveurs, deux ou trois maquereaux de plume, un crétin »*, pour conclure d'un mot, en majuscules et paragraphe : *« MERDE. »* Sidérant. Mais quoi, cela fait rire et dissuaderait le laisser-aller de l'Ambiance qui noie le marché d'œuvres des *médieux* et fins-lourds que laissent dire les doux douteurs au motif « qu'on n'y peut rien » ; tout laisser dire « avec nuances », c'est étouffer la tolérance par l'indifférence, c'est mépriser *a priori* le peuple démocratique, se mépriser soi-même.

Au reste, hormis sur Robert Desnos, Antonin Artaud, Georges Bataille – exclu pour noirceur systématique et culte de la déchéance (ce qui n'était pas faux) –, etc., il faut reconnaître que Breton ne s'était pas trompé sur l'arrivisme débordant puis franquiste de Salvador Dalí, auquel il troussa l'anagramme « Avida Dollars », sur l'art mondain d'*« un cocktail, des Cocteau »* (c'est si vrai), sur Aragon dont la licence poétique sut avaler et cautionner le stalinisme toute sa vie, Éluard aussi peu regardant, etc. À vrai dire, tout est dans les quarante ans de vivacité intégrale, et qu'il fallut bien intégrer pour maintenir le cap de l'enjeu. *« Je ne nie pas que se superpose pour moi une autre anxiété : comment soustraire au courant* […] *l'esquif que nous avions, à quelques-uns, construit de nos mains pour remonter ce courant même ? »*, s'explique-t-il en rééditant son brutal *Second Manifeste* en 1946. En vérité, sous l'ambiant courant existe la communauté des *Quelques*, qui délibère et rit, et c'est bien notre époque qui ne laisse pas publier leur manifeste.

Si Breton n'avait été qu'un surmoi, son autorité serait inadmissible et digne de la révolte dont le surréalisme a fait l'un de ses ressorts qu'aucune époque ne devrait oublier. Au lieu de l'hystérie modérée qui s'agace de son et toute exigence, on devrait peut-être méditer cette énigme dérangeante, dangereuse mais anthropologique, qu'il faut apparemment une autorité magique pour fédérer une aventure collective vers *« l'or du temps »*. Le mot « magie » encourt le flou et n'est là que pour pointer les logiques que la rationalité n'a pas encore su expliquer. En veut-on encore un signe, on n'a qu'à se souvenir qu'en pleine période où Breton n'était plus guère citable, lorsqu'il fut question de la vente de son bureau, fameux par ses présences de statuaire amérindienne, océanienne et de toiles métaphysiques, oniriques, une émotion est remontée jusqu'à l'État qui a préempté la vente.

L'autorité n'est pas le pouvoir en culture, elle est discernement prescient. Les lèvres molles ont tenté de reprocher à Breton d'avoir voulu mettre *« le surréalisme au service de la révolution »*, titre d'une de leurs premières revues, comme s'il avait été « compagnon de route » du communisme comme le furent si longtemps tant d'intellectuels français, de Jean-Paul Sartre à André Malraux sans oublier Pablo Picasso. Faux : la lucidité de Breton fut si rapide à comprendre qu'elle resta une leçon pour les générations futures, notamment celle de 1968. Après avoir introduit Freud dans le débat intellectuel français, Breton n'a pas écarté Marx, et alors ? Au vu des souffrances sociales et de la brutalité économico-politique du capitalisme, *« je pense qu'on ne s'étonnera pas de voir le surréalisme, chemin faisant, s'appliquer à autre chose qu'à la résolution d'un problème psychologique, si intéressant soit-il.* [...] *J'estime que nous ne pouvons pas éviter de nous poser de la façon la plus brûlante la question du régime social sous lequel nous vivons »*, explique le *Second Manifeste du surréalisme*. Moins de dix ans après la révolution bolchevique de 1917, quelques matinées lui auront suffi à comprendre que le Parti lui demandant sans cesse à quoi devait servir la poésie, tout serait asservi, à partir de cette simple question qui n'était pas que littéraire, si toutefois les mots engagent l'être et les actes : *« Au cours de trois interrogatoires de plusieurs heures, j'ai dû défendre le surréalisme de l'accusation puérile d'être dans son essence un mouvement politique d'orientation anti-communiste et contre-révolutionnaire. »*

Ce mouvement, qui marquera tout un siècle, a été lancé par trente jeunes gens au sortir de ce qui n'était « que » la Première Guerre mondiale. Voilà ce qui causa leur radicale révolte à l'encontre d'une société et d'une culture qui avaient permis cette « décivilisation », à laquelle André Breton ne craindra pas d'opposer la *« civilisation surréaliste »*. Pas question de se contenter de créer un mouvement littéraire de plus. Du bord d'un compréhensible désespoir absolu, il tire ce défi et l'énergie surréaliste. Le choix de vivre, donc éventuellement de *« préférer ne pas »*, ponctue tous les écrits de Breton, et cela devrait calmer les « modérés » : *« Et pourtant je vis, j'ai découvert même que je tenais à la vie. Plus je me suis trouvé parfois de raisons d'en finir avec elle, plus je me suis surpris à admirer cette lame quelconque de parquet : c'était vraiment comme de la soie, de la soie qui eût été belle comme de l'eau. J'aimais cette lucide douleur, comme si tout le drame universel en fût alors passé par moi, que j'en eusse soudain valu la peine. Mais je l'aimais à la lueur, comment dire, de choses nouvelles qu'ainsi je n'avais encore jamais vues briller. »*

La matière enfance

Le cycle Chino de Christian Prigent

Cécilia Suzzoni

> « Larmes aux yeux, dents serrées, cœur brûlé, l'enfant devenu vieux regarde par terre dans la flaque de soleil entre ses chaussures revenir le temps des soleils d'avant[1]. »

Dans le cycle Chino[2], pour le dire aussi simplement et aussi nettement que son auteur, il s'agit non tant d'*« autobiographie »* que de mémoire ; le but n'est pas de raconter sa vie, mais de *« faire de l'art »*, c'est-à-dire faire de la langue, ce matériau à disposition, l'outil le mieux à même de verbaliser le monde, monde des choses, monde intérieur, en sorte de rendre avec le plus de justesse et d'exactitude possible une expérience du réel délavée des significations assignées, *« qui t'étiquettent à l'avance le monde au tarif du jour[3] »*. On objectera qu'après tout, ce souci de fracturer, voire de pulvériser l'écran comme vitrifié des représentations qui nous dérobent ce que Prigent appelle volontiers, lui, champion en météorologie, *« la matière du temps[4] »*, a été le pari victorieusement remporté par les plus grands en littérature ; et d'ailleurs, il en serait également d'accord, lui qui revendique une mémoire culturelle, textuelle, particulièrement *« juteuse »*, une écriture *« adossée à la Bibliothèque »*, jusqu'à poursuivre le rêve, justifié et d'ores et déjà réalisé, d'y insérer sa trace d'humanité. Reste que ce

1 - Christian Prigent, *Chino au jardin*, Paris, P.O.L, 2021, p. 289.
2 - C. Prigent, *Les Enfances Chino* (roman, 2013) ; *Les Amours Chino* (roman en vers, 2016) ; *Chino aime le sport* (poésie, 2017) ; *Chino au jardin* (roman, 2021) ; *Chino fait poète* (poésie, 2024). Tout le cycle est édité chez P.O.L.
3 - C. Prigent, *Les Enfances Chino*, *op. cit.*, p. 187.
4 - C. Prigent, *Chino au jardin*, *op. cit.*, p. 189.

pari, de roman en prose en roman en vers, revêt chez lui une acuité et une exigence singulières, à proportion des obstacles qu'il se donne dans son combat dans et contre la langue ; à proportion surtout, plaiderons-nous ici, de la résistance d'une *matière enfance*, qui, à fond de mémoire, de mémoire à vif, persiste à dicter la loi *« douce et sauvage »* de son désir.

De fait, c'est tout le cycle Chino qui répond au titre « À l'enfant persistant », section de *Chino fait poète*, le dernier ouvrage de Christian Prigent ; cette *églogue* en six courts poèmes de distiques ou quatrains fait entendre le chant amébée de bergers célébrant les heurs et malheurs de l'enfant *« prédateur de lui-même »*, qui *« fonce / s'ensanglanter de joie aux ronces »* et entonne son refrain d'une révolte contre le monde acrimonieux des adultes : *« la nique aux pères fulminants ! / les cornes au cul des mamans*[5] *! »* Or c'est une aventure à haut risque, on le sait bien, que celle d'*écrire l'enfance,* quand on veut s'interdire *« ego baveux »*, illusions et leurres d'un *rétro* en forme d'horizon fabuleux. L'enfant Chino, vent debout, c'est le cas de le dire pour une enfance bretonne, familière d'un *« jouissif brouhaha*[6] *»* reconverti en un rythmique bougé d'écriture, a fort à faire pour préserver, Sarraute l'aura dit avec une bouleversante justesse, s'agissant justement de l'enfant, *« ce qu'on est pour de bon »* ; ce que, pour sa part, Prigent nomme la *« délicieuse fadeur*[7] *»* commune à *l'enfant* de toutes les enfances ; enfance à laquelle, cependant, le cycle Chino, pour l'inscrire dans un espace-temps familial, géographique et historique particulièrement précis, la Bretagne des années 1950-1960, donne une saveur singulière, celle d'un jardin, *« le jardin de mon père »*, où viendront finalement s'amalgamer, entre *« effroi, larmoi, émoi »*, bref *« cinémoi »*, le meilleur et le pire de cette enfance ; une enfance racontée au présent, temps inhérent à l'affect, qui justement *« confesse le présent*[8] *»*. Elle est pour autant *« revécue puisque racontée*[9] *»* par un écrivain complice et à distance ; l'enfant Chino *« paraît »* souvent sur la scène du texte dédoublé, 2 est égal à 1, puis à 3, et puis à 4 : *« Tous pour un et un pour tous. Voire tous en un et* vice versa[10] *»* ; peu importe, s'en amuse

5 - C. Prigent, *Chino fait poète*, *op. cit.*, p. 67-75.
6 - C. Prigent, *Chino au jardin*, *op. cit.*, p. 205.
7 - *Ibid.*, p. 79.
8 - C. Prigent, *Les Enfances Chino*, *op. cit.*, p. 89.
9 - C. Prigent, *Chino au jardin*, *op. cit.*, p. 137 : *« C'est passé à peine vécu. Si raconté, c'est re-vécu. »*
10 - C. Prigent, *Les Enfances Chino*, *op. cit.*, p. 395. Dans l'intermède « Blues de l'enfant plié en quatre », ils sont nommés : François Le Cam, alias Chino, François Le Mérer, dit Fanch, François Broudic le Démangé, Francisco en espingouin Pilar.

le narrateur, puisqu'il s'agit toujours d'*« une imago alter de leur ego*[11] *»*; ce *« babil »* d'identités est la promesse pour le lecteur d'une écriture buissonnière, rien moins que *« déballé intime »*.

Plus complice que distant apparaît cependant l'écrivain avec *« notre héros Chino »*, alias Christian Prigent, l'auteur-narrateur, comme on dit à l'école… Car, disons-le tout de suite, il n'est pas sûr que l'appel de sens inscrit dans l'expression stendhalienne soit réductible à son seul registre parodique ; entre *zooms*, *flashs*, *tableaux*, *stations*, *arrêts sur image*, *digressions*, à la discrétion de l'auteur, qui embobine ou ré-embobine le fil mémoriel, ce dispositif textuel, qui refuse un déroulé linéaire chronologique, engendre une écriture qui, comme l'enfant, avance *« au galop »* ; elle réinvente une scène mémorielle souvent carnavalesque, d'un comique un peu familier aux lecteurs de *L'Enfant* de Vallès, surtout dans l'évocation du *« côté papamaman »* ; coupée cependant de pauses, de *« flaques de piété filiale »* et de *« bouffées »* lyriques, cette écriture est un véritable cadeau pour un lecteur érudit, mais qui, à l'instar de l'enfant Chino, voudrait y aller voir *« sans découper du tif en quatre*[12] *»* : elle est finalement plus délectable que dérangeante d'être augmentée, infusée, pétrie dans une langue qui se ré-enfante au rythme de son dire ; car il y a aussi *« une enfance de la langue »*, dont le remodelage gourmand ou rageur est singulièrement adéquat aux frasques d'une enfance le plus souvent évoquée *« à ras de gazon »* ou à *« raz de sentier »*. Cette enfance reste, d'une évocation à l'autre, solidement immergée dans une nature où terre et mer s'offrent à Chino comme un terrain de jeu permanent, mais aussi de méditations soufflées par un auteur dont le credo est indéfectiblement matérialiste ; il joue volontiers des avatars du *clinamen* lucrétien pour faire se rencontrer le *« coulis de chromosome »* et *« l'amoureux coulis de ton pipi »* : c'est tout un…

Le cycle Chino décline en effet les *instants* d'une mémoire du corps, fertilisée par l'humus d'une boue féconde, accordée tout aussi bien au *« Très bas*[13] *»* immonde, où se vautre l'enfant, qu'à la *« violance ! ouissance ! ô le bel âge ! »* de ces bouffées de temps victorieuses, ces jours de bonheur où le monde est *« comestible »* disait Bachelard, et où, version Prigent, il s'agit de *« bouffer les choses de la vie*[14] *»* ; cela peut aller jusqu'au *« sanglot*

11 - *Ibid.*, p. 259.
12 - C. Prigent, *Chino fait poète*, *op. cit.*, p. 115.
13 - *Ibid.*, p. 62, et p. 86 pour la citation suivante.
14 - C. Prigent, *Chino au jardin*, *op. cit.*, p. 301.

d'acquiescement[15] *»* d'un *« moi-peau »* qui *« se rend »* aux fraîches caresses d'une nature érotisée où se déroulent les premiers ébats, à même l'herbette, de Chino et de ses *« petites amoureuses*[16] *»* ; une nature qui reste chez l'écrivain, entre nostalgie et ironie sarcastique – *« Ô Nature ! ô, ma mère*[17] *! »* –, fidèlement, obstinément rimbaldienne ; car c'est toujours un peu *« dans la foulée avec Arthur*[18] *»* que *« galopins et galopines »* prennent la clef des champs, dans *« la boue des déroutes »*, avant de rejoindre le *« jardin intranquille*[19] *»* où les attend, pour un dernier pleur, un Chino adulte dont *« la tête est peu apte à l'oubli »*.

Dehors pue bon[20]

Chino enfant, c'est essentiellement dans une réalité *« version au grand air*[21] *»* que le lecteur peut l'observer, selon l'angle de vue, panoramique ou *« au microscopé »* que lui assigne l'écrivain. Toutes les postures : Chino au jardin, Chino à la plage, Chino au bocage, Chino sur la falaise, font entendre peu ou prou un *« De l'air, accélère »*, scandé de ces onomatopées *zou* et *hop, hop, hop* qui disent l'urgence de *« prendre ses cliques et ses claques »*, car c'est toujours bonheur d'aller prendre l'air, s'arracher aux nuits maussades ou aux cauchemars, se réveiller avec un *Phoebus rubicond* qui lui aussi *« bave d'envie »*. La référence mythologique a cela de toujours sympathique chez Prigent que l'érudition, jamais ornementale, est au service d'une complicité et d'une familiarité, qui certes viennent de loin (papa professeur de lettres classiques, ce que *fera* Prigent alias Chino), mais qui témoignent d'avantage d'une intertextualité *« requinquée »* par l'énergie épiphanique des Anciens. Voir la succulente, émouvante, puissante mythologisation des postiers qui ont sauvé le ballon de Chino, promesse d'une nuit d'extase suivie d'une aube *« aux doigts de confiture de roses*[22] *»*. Ce dehors est *« plein de matières de corps*[23] *»* bonnes à humer, bonnes à

15 - *Ibid.*, p. 27.
16 - C. Prigent, *Les Amours Chino*, *op. cit.*, p. 29.
17 - C. Prigent, *Les Enfances Chino*, *op. cit.*, p. 319.
18 - C. Prigent, *Chino fait poète*, *op. cit.*, p. 18.
19 - *Ibid.*, p. 55.
20 - *Ibid.*, p. 65.
21 - C. Prigent, *Chino au jardin*, *op. cit.*, p. 181.
22 - *Ibid.*, p. 77- 81.
23 - *Ibid.*, p. 20.

manger, bonnes à toucher. Comme chez l'enfant de Vallès, il y a chez l'enfant Chino un *« libidinage du nez »*, souvenir d'abord, et puissamment mélancolique d'ailleurs, de la sueur du père, respirée dans son jardin *« à hauteur de nez d'enfant*[24] *»*; une sensibilité aux odeurs, celles des plantes – que de *« jus vert d'haricot »* dans le cycle Chino ! –, celle du chou breton – il est partout –, celle des soupes au lait : *« on éclusait / en ce temps-là le lait en bidon de Mendès France / dans les pissoirs parfumogènes aux cressons rances*[25] *»*. L'école, en particulier laïque, publique, républicaine des années 1950, et c'est un joli pied de nez aux poncifs qui en font le cauchemar de l'enfant, est l'occasion d'une explosion de bonnes odeurs : *« C'est qu'à l'école d'abord ça sent super bon*[26] *»*. Savoir et saveur sont étroitement mêlés dans une écriture riche d'allitérations goûteuses : *« miam miam, ça va être bon à savoir goûtu de savoir qu'on sait, sapide de savoir soi plus beau de savoir »*; tout le chapitre est comme la réécriture joyeusement fidèle et à front renversé d'un *Ma bohème*, car exulte, avec l'appétit de savoir, une formidable sensation de liberté à respirer justement sur le chemin qui y mène toutes les essences des herbes foulées aux pieds. Mais dans la vase aussi, même si ce n'est pas *« tout le bon du bio*[27] *»*, *« ça pue bon »*: Chino avance dans un grouillement, pullulement d'herbes, qui *« émoustille la chair façon spa »*; car le matérialisme lucrétien fait également sa place à la texture qui *« ondule doux en sensation*[28] *»*; *« Avance, va tâter, immisce en plus près »*, s'entend dire ou se dit à lui-même Chino. Les premiers émois érotiques de Chino enfant ou préadolescent sentent bon le sucré, le berlingot, le sucre d'orge ; coloré parfois, ce *« jus libidineux »*, d'un léger lyrisme hugolien, mais plus musculaire, car l'amour, ça va vite aussi : *« boom le vent, la vie, la ruade*[29] *»*. La *« rêverie au bois d'amour »* en mode *pastourelle* déroule cependant des instants parfaits de bien-être : Chino ronronne de bonheur *« miaou ronron »*; *« je ferme les yeux pour revoir encore une fois tout ça mieux*[30] *»*. Mais si les fillettes de l'époque, en robe vichy, nattes ou couettes, sont *« toutes mignonnes »* et donc toutes convoitées, elles font aussi leurs mijaurées, disent oui et puis non ;

24 - *Ibid.*, p. 14 ; peut-être un souvenir du mot de Stendhal : *« J'ai vu le monde à hauteur d'enfant. »*
25 - C. Prigent, *Chino aime le sport*, *op. cit.*, p. 88.
26 - C. Prigent, *Chino au jardin*, *op. cit.*, p. 240, également pour la citation suivante.
27 - C. Prigent, *Les Enfances Chino*, *op. cit.*, p. 223.
28 - *Ibid.*, p. 42, et p. 27 pour la citation suivante.
29 - C. Prigent, *Les Amours Chino*, *op. cit.*, p. 40.
30 - C. Prigent, *Les Enfances Chino*, *op. cit.*, p. 245-252.

bref, conclut le camarade Broudic, *« c'est des pisseuses on les emmerde*[31] *»*; n'empêche, pointe parfois son nez, au milieu de ces *« bacchanales puériles où se gambadent Pans rigolos*[32] *»*, un *« Éros perplexe recrocovillé de froid d'enfance*[33] *»*.

Mais, plus encore que l'*« Éros gastronome »* ou l'*« Éros bonbon »*, Chino apprécie tout ce qui se déguste et accompagne les *« dimanches de la vie »*; ainsi de cette journée de juillet où, réveillé par *« pépé en bretelles déstructurées »*, l'enfant Chino va aller voir passer la légende du Tour de France, le coureur Charly Gaul, l'« Ange de la Montagne » : *« À onze heures ce 2 juillet dans l'odeur / de morue frite de moules de cidre ô bonheur / Gaul te gribouilla l'autographe*[34]*… »* Occasion d'ailleurs, cette délectable Légende, enregistrée par la mémoire année par année et presque heure par heure, de souligner la fidélité de *« ton âme enfançonne à jamais fouteuse*[35] *»*. Certes Prigent, alias Chino, *« renroule »* sur la *« bobine Histoire »* les fils de ses émois sportifs : guerres coloniales, guerre d'Algérie, impérialisme soviétique (années difficiles pour sa famille communiste que les années 1958-1960 : *« maman furibarde »* rend sa carte du Parti, *versus « papa qui / se torture toujours l'idéologie*[36] *»*) ; mais l'enfant, qui ne *« pige »* pas encore grand-chose à la politique, tranche sans état d'âme : *« mais basta débat politique au dodo / demain c'est match*[37]*… »* Même *« le foot à fric »* n'entamera pas cette fidélité ; et c'est d'ailleurs un des rares moments du cycle Chino où s'avoue une vraie nostalgie de *« rester enfant »*, de ne pas *« pédaler trop vite »* vers *« l'aigri bouille ado*[38] *»* où l'on *« sait »* trop vite, surtout quand c'est le *« lubrique Broudic »*, expert en *« cochoncetés »* qui fait la leçon. Car l'enfant ne fait pas bande à part dans le cycle Chino : comme dans d'autres récits d'enfance, il est contagieux à lui-même – *« Voilà l'enfant. En tas*[39] *»*. Il faut relire – réentendre – le beau chapitre « Chino va au baquet », véritable morceau ethno-poétique qui décline toutes les identités de cet enfant des années 1950 à 1960 : *« Certes l'enfant du pesticide qui s'amène en puant et du désherbant imminent. Mais l'enfant encore témoin du vol des hannetons, l'enfant qui*

31 - C. Prigent, *Chino au jardin*, *op. cit.*, p. 251.
32 - C. Prigent, *Les Amours Chino*, *op. cit.*, p. 38.
33 - *Ibid.*, p. 179.
34 - C. Prigent, *Chino aime le sport*, *op. cit.*, p. 91-93 pour les deux citations.
35 - *Ibid.*, p. 41.
36 - *Ibid.*, p. 85.
37 - *Ibid.*, p. 124.
38 - *Ibid.*, p. 101.
39 - *Ibid.*, p. 267.

a de ses yeux vu le cheval utile au boueux[40]. *»* Il est aussi *« l'enfant d'humain »*, *« l'enfant éternellement et par tous les temps »*. *Chino fait poète* reviendra, avec moins de généralité symbolique, sur *« ce frêle bonhomme sur / jambes d'épluchures »* et ses premiers émois amoureux: *« l'effrangé du tricot sur cul / étroit endiable au jus / de mûres le rire des filles / effarouchées qu'un !!?? éparpille*[41]. *»*

Zoom sur ces lointains en plan plein la gueule

Mais cet enfant *« fils de la matière*[42] *»*, qui massacre joyeusement la flore et n'est pas tendre pour les animaux – même si remords *retro* –, c'est aussi l'enfant *« fils de la trouille*[43] *»*. L'enfant travaillé au corps par ces *« maux d'enfance »* qui *« durent après perpète*[44] *»*, à commencer par ceux de la comédie familiale. Traités sur le mode parodique, héroï-comique, franchement carnavalesque – scènes de ménage hilarantes *hi hi hi* où *« s'étripent »* papa Zeus et maman Héra –, ils n'en sont pas moins propres à faire pleurer l'enfant sous la table, incertain de son sort; et puis la matière, c'est aussi tout noir, surtout la nuit; c'est angoissant, souffle en aparté l'auteur alias Chino, *« tout s'ouvre, tout bée, tout vaporise et dégouline*[45] *»*; et pour finir, tout va au *« trou »*! Le *memento mori* de la Parque est toujours là, et Chino, *« notre héros fragile du moral »* pressent qu'« in arcadia *même en vélo / on finit lent puant idiot*[46] ». Cette matière se fait hostile, obscène, comme dans ces cauchemars où Madame Mère – dont on sait que ce n'est pas du *« nanan »*; avec elle, c'est très vite *« fini la rigolade »* – étouffe littéralement l'enfant, réglant on ne peut plus cruellement ses comptes dans un déluge de perfidies en tout genre d'une violence carrément horrifique. Le cycle Chino, entre *« gargouillis d'enfance »* et *« barbouillis d'angoisse*[47] *»*, fait une large place à la figure de cette mauvaise mère; on n'insistera pas sur ce nœud tout à la fois pulsif et répulsif : il fait écrire, bien sûr comme Éros, mais

40 - C. Prigent, *Chino au jardin*, *op. cit.*, p. 246-249, et dans *Les Enfances Chino*, ce sont les quatre mousquetaires, tour à tour récitants d'eux-mêmes, *op. cit.*, p. 395-400. Ces textes ont fait l'objet d'une lecture de l'auteur et de Vanda Benes, le 15 mai 2022, à La Générale [vidéo en ligne].

41 - C. Prigent, *Chino fait poète*, *op. cit.*, p. 69-70.

42 - C. Prigent, *Les Enfances Chino*, *op. cit*, p. 149.

43 - *Ibid.*, p. 146.

44 - *Ibid.*, p. 101.

45 - *Ibid.*, p. 75.

46 - C. Prigent, *Chino fait poète*, *op. cit.*, p. 93.

47 - *Ibid.*, p. 19.

d'une écriture qui mord, déchire : *« prends ta chair dans tes dents*[48] *»*. Alors, *« crache tes colères*[49] *»*, invite l'adulte – ou la voix intérieure de Chino, son alter ego : *« va pas répandre toi »* ; le chant amébée des bergers dessine un véritable programme de survie pour l'enfant : *« planque dans l'ondée tes pleurs ne bêle / pas sous les ciguës*[50] *»*. Et puis, il y a les ennemis éternels de l'enfance, ces lavandières, Harpies, sorcières, sorties des cauchemars de Goya, qui le harcèlent ; ces ogres qui rêvent de le manger tout rôti : visions jaillies des contes, qui ne mentent pas puisque *« le conte le dit. Le conte dit vrai*[51] *»* ; un épouvantement que relaie la chanson bretonne de la tante Clara, *La Gwerz de l'enfant mangé*[52], dont l'horreur absolue est comme décuplée par sa tonalité bonhomme, railleuse – Jarry pas loin ! Alors Chino *« serre les poings »*, chanson contre chanson : *« Fous-moi le camp, ô ronde / des flics et ogres du monde*[53] *! »* Sursaut mélancolique mais rageur de l'enfant qui dit *« zut au magma d'effroi »* pour rester fidèle au *« principe vital »*, lequel sera formulé dans un français en tout point *exquis* : *« Et qu'onques vivre ne débande*[54] *! »*

Il y a cependant, penchés sur l'oreiller de l'enfant, qui *« biche »* alors d'être consolé, de bons génies, des figures tutélaires : celle de la grand-mère Madelon, dont le magnifique portrait occupe les pages des *Enfances de Chino* et dont le moins qu'on puisse dire est qu'elle échappe à toute *défiguration*, pastel de rose, de mauve, toute en douceur et en rebondis, d'une infinie délicatesse et dont la voix *« espiègle »*, aimante, fait encore trembler l'adulte d'émotion ; il y a ces bons génies, les postiers, mal aimés des *« braves gens »*, qui lui font *« palpiter le cœur d'un grand coup d'oxygène pur »* en sauvant son ballon rond. On leur doit l'un des plus *charmants* épisodes de *Chino au jardin*. Et il y a surtout la parentèle élargie, les *« Grands-Parents »* qui, comme dans le poème de Rimbaud[55], font entendre leur voix de *« lignée descendant jusqu'à Gergovie »*… Des parents qui réclament fidélité et peut-être justice à l'histoire. Ils sont au cœur de

48 - C. Prigent, *Chino fait poète*, *op. cit.*, p. 72.

49 - *Ibid.*, p. 274 : dernier vers d'une chanson dont le lexique et la tonalité sont ceux du poème d'Arthur Rimbaud, « Faim », *Une saison en enfer* [1873], dans *Œuvres complètes*, éd. Antoine Adam, Paris, Gallimard, coll. « Bibliothèque de la Pléiade », 1972, p. 109.

50 - C. Prigent, *Chino fait poète*, *op. cit.*, p. 71.

51 - C. Prigent, *Chino au jardin*, *op. cit.*, p. 56.

52 - *Ibid.*, p. 58-61.

53 - C. Prigent, *Chino fait poète*, *op. cit.*, p. 70.

54 - *Ibid.*, p. 65.

55 - A. Rimbaud, *« Nous sommes tes Grands-Parents »*, « Comédie de la soif », *Vers nouveaux et chansons* [1872], dans *Œuvres complètes*, *op. cit.*, p. 73.

cet inénarrable repas de Noël, au cours duquel l'enfant Chino observe, suppute, s'interroge, démêle intrigues ou secrets familiaux ; et ce sont eux qui sont à son chevet, une fois endormi : *« Ils lui soufflaient dans son sommeil doucement à l'oreille ce que moi j'ai gardé en mémoire longtemps pour pouvoir c'est fait le raconter*[56]*.* » Rarement auront été aussi heureusement mêlés dans un récit temps du souvenir, temps de l'écriture, temps de la lecture. Dans les dernières pages de *Chino au jardin*, l'enfant devenu adulte rend hommage à tous ses *invisibles*, familiers de son enfance, qui ont combattu, aux côtés du militant *« papa sonneur breton »*, la *Chienne du monde*, la misère ; il les nomme, les appelle sur la scène du texte, avec cousins, cousines, et c'est un dernier tour de piste, un peu fellinien, tout à la fois joyeux et mélancolique *« et hop, tous en piste*[57] *»*.

Le cycle Chino, c'est la prodigieuse mémoire sensuelle d'un enfant dont continue de *« se gorger » – « la chair comme les mots »* – un écrivain adulte *« trempé de choses naturelles*[58] *»*. C'est la voix de l'enfant, le plus souvent voix intérieure, indissociable de celle de l'écrivain (ils ont souvent le même âge sur la scène du texte…) que l'on entend, reconvertie en *voix-de-l'écrit*[59] ; voix certes forgée, fabriquée, et reçue comme telle par le lecteur. Prigent souligne volontiers, avec justesse, l'effet « cité », « décalé » que produit son écriture, résultat de *« l'effort au style »* ; elle atteint son objet en allant creuser dans le sous-sol de la langue, dans la filiation continue d'une langue française qui fait défiler, dans ce *« compressé plastique de choses vues reconfigurées*[60] *»*, du latin, de l'ancien français, du moyen français, car *« dans la circulation du temps les racines repoussent*[61] *»* ; et aussi de l'argot, le sociolecte de l'époque, chansons, réclames, tout ce qui fait saliver le gosier d'un enfant des années 1950 – *« bonbon caramel esquimau chocolat »* – et, plus tard, sa mémoire. Certes, *« les mots ça embête*[62] *»*, se dit parfois Chino, surtout quand l'enfant hérite, un peu perplexe, de ces grands mots qui

56 - C. Prigent, *Chino au jardin*, *op. cit.*, p. 176.
57 - *Ibid.*, p. 329.
58 - *Ibid.*, p. 27-28.
59 - Jean-Pierre Bobillot, « La "voix-de-l'écrit" : une spécificité médiopoétique ou Comment (de) la langu' se colletant à/avec du réel trou(v)e à se *mani*fester dans un *mo(t)ment* de réalité », dans Bénédicte Gorillot et Fabrice Thumerel (sous la dir. de), *Christian Prigent : trou(v)er sa langue*, Paris, Hermann, 2017, p. 127.
60 - C. Prigent, *Les Enfances Chino*, *op. cit.*, p. 62.
61 - *Ibid.*, p. 209.
62 - C. Prigent, *Chino au jardin*, *op. cit.*, p. 187, et p. 189 pour la citation suivante.

ont beaucoup servi[63], mais c'est aussi jubilation de triturer la matière syllabique comme l'enfant triture entre ses dents le verjus : ainsi de l'avalanche sémantique que déchaîne le *clinamen* : *« L'ion et l'électron, l'étron de l'électron, et la peau de l'ion* [...]. *Et le gluon ? Et le gluon ! Et le muon ? Et le muon ! Et le photon ? Et le photon ! »* La griserie scientifique, devant le démesuré de l'atome, comme la griserie érudite chez Rabelais, tourne au jeu d'enfant. D'ailleurs, dans le refus tonitruant, tout à la fois arrogant et enfantin, de Chino de rendre les armes au *« robinet poétic tic tic »*, il entre encore de l'esprit d'enfance ; celui qui avec le *« boom TXT »* continue de faire dans la tête un délicieux *« bouquant »*, celui d'une *« pompe à jus de vie*[64] *»* ; une fidélité évoquée parfois jusqu'au sanglot dans ces legs en forme de tendres rogatons que constitue le *Testament Chino*.

C'est aussi jubilation de triturer la matière syllabique comme l'enfant triture entre ses dents le verjus.

—

Cette écriture du cycle Chino, qui joint volontiers le geste à la parole *« pan tap vlan et schlac »*, Novarina dirait qu'elle retrouve le tintamarre de l'enfance ; c'est un corps-à-corps, corps à cœur, tantôt tendre, tantôt brutal et dans tous les cas mâtiné de regret et de pitié pour ces jardins de l'enfance *« massacrés*[65] *»* par la modernité industrielle, *« ces jardins tendres et cruels qu'on n'oubliera jamais »*. On sort de cette lecture avec le sentiment que la promesse engagée à l'initiale de *Chino au jardin* – retrouver dans ces ombres *« une image de toi que ton cœur pour un bon bout de temps aimera*[66] *»* – a été tenue ; le rideau, *« la paupière de Chino »*, peut se fermer : mission accomplie ! C'est le livre, celui qui laisse des traces, donc une plaie dirait Michaux... Mais en aucune façon pourtant l'écriture, quelle que soit souvent sa cruauté comique, ne pose un masque grotesque sur l'autobiographie ; comme si le *« parler enfance »* et ses enjeux mettaient en sourdine la crispation formaliste au profit – *horresco referens* – d'une langue plus pacifiée qui, malgré tout, au fond des mots *« goûte le son / des*

63 - La méfiance est dite avec plus de violence dans *Chino fait poète*, *op. cit.*, p. 51 : *« Mange les mots ils puent / d'avoir trop sué trop su. »*
64 - *Ibid.*, p. 86.
65 - C. Prigent, *Chino au jardin*, *op. cit.*, p. 296, et p. 317 pour la citation suivante.
66 - *Ibid.*, p. 17.

fraîches confusions[67] ». Une langue qui a *trouvé* Chino, *« tel que tu te sens exact en vécu*[68] *»* ? Je retiens pour ma part de la relecture du cycle, de ce Chino tout morveux, crotté, la boue collée au corps, à l'humeur souvent *« mélancoliqueuse »*, une autre image, en surimpression, celle de ce Perceval évoqué avec bonheur par Christian Prigent dans *Point d'appui*[69], à l'occasion d'une relecture du *Conte du Graal* : *« figure d'enfance obstinément incrustée dans l'adulte : brutale et tendre, rêvasseuse, insolente, interrogatrice, éberluée par l'énigme du monde, au plus près du désir, en quête violente de sens »* ; et les deux premiers vers de l'*interlude* qui suit : *« L'enfant sublime à quoi / Il pense idiot au fond du bois ? »*

67 - C. Prigent, *Chino fait poète*, *op. cit.*, p. 51.
68 - C. Prigent, *Les Enfances Chino*, *op. cit.*, p. 77.
69 - C. Prigent, *Point d'appui. 2012-2018*, Paris, P.O.L, 2019, p. 328-329.

Cultures

Chroniques

Relations internationales

Entre la peur et l'espoir. La vision géopolitique de Dominique Moïsi

Francis Guibal

Recensions

En écho

Chronique

Relations internationales

Entre la peur et l'espoir

La vision géopolitique de Dominique Moïsi

Francis Guibal

Une quinzaine d'années après la publication de *La Géopolitique de l'émotion*[1], Dominique Moïsi nous offre aujourd'hui *Le Triomphe des émotions*. Il s'agit toujours de déchiffrer notre monde au moyen des émotions fondamentales qui le traversent, mais *« le retour de la guerre en Europe et au Moyen-Orient »* infléchit fortement l'analyse : ce sont les émotions négatives les plus brutales – *« la colère, la rage et la haine »* – qui semblent s'imposer sur le devant de la scène. Il faut replacer cette explosion de violence dans le nouveau contexte mondial qui l'a en partie suscitée et se demander s'il nous est encore possible de ne pas nous laisser submerger par ce *« triomphe »* inquiétant.

Une complexité accrue

En analysant le monde à partir de la *« colère »* (occidentale), de *« l'humiliation »* (arabo-musulmane) et de *« l'espoir »* (asiatique), l'ouvrage de 2008 reconnaissait qu'il y avait aussi des cas où *« ces trois tendances principales s'équilibraient »* et permettaient d'envisager le scénario optimiste d'une humanité soucieuse d'unification et cherchant à se donner les

1 - Dominique Moïsi, *La Géopolitique de l'émotion. Comment les cultures de peur, d'humiliation et d'espoir façonnent le monde*, trad. François Boisivon, Paris, Flammarion, 2008 (rééd., coll. « Champs actuel », 2015).

moyens d'une maîtrise relative de ses émotions et de son histoire. Le démenti apporté par la réalité oblige à mettre plutôt l'accent sur ce qui a conduit à mettre à mal ce rêve.

Notre monde doit faire face à la radicalisation de deux défis majeurs, *« l'accélération dramatique des changements climatiques »* et *« le fond obscur des révolutions technologiques »*, parmi lesquelles se détache aujourd'hui l'intelligence artificielle. Deux périls qui menacent à la fois les conditions et le sens de notre existence commune, dont on pourrait penser qu'ils relativisent nos différends sociopolitiques et nous invitent à nous rassembler. Mais les humains semblent préférer se replier sur leurs particularités et faire servir leurs nouveaux instruments de puissance à des fins de destruction ou de désinformation plus que de création culturelle.

Il semble loin, en ce sens, le temps d'une mondialisation prétendument heureuse, rationnellement et raisonnablement ordonnée. C'est que le monde dit « occidental », qui a longtemps présidé à son organisation, a *« indubitablement perdu la place centrale et première qui fut la sienne »*. Il n'a plus, en effet, l'exclusivité d'une puissance rationnelle que tous cherchent à s'approprier ; il souffre également de contradictions internes ; et, surtout, ses valeurs démocratiques de liberté et de discussion sont à présent contestées au nom de traditions culturelles différentes, voire opposées.

Est-ce à dire qu'après l'effondrement de cette hégémonie, nous en revenions aux tensions d'une bipolarité fondamentale, la Chine prenant la place de l'Union soviétique pour s'opposer aux États-Unis ? Il y a évidemment du vrai dans cette partition nouvelle du monde entre les deux géants de l'époque actuelle ; mais aucune de ces deux puissances globales n'ignore aujourd'hui que son *« principal rival »* est aussi *« son principal partenaire commercial »*. On peut donc évoquer plutôt la mise en place d'un *« nouvel ordre tripolaire »*, la Chine s'imposant comme le leader d'un *« Orient global révisionniste et agressif »* face à *« l'Occident global »*, cependant qu'il faut évidemment tenir compte d'un *« Sud global »* certes très hétéroclite, mais soucieux d'accéder à davantage de reconnaissance pour mieux faire entendre sa voix.

Le corps du livre déploie des analyses détaillées de cette tripartition sous sa forme actuelle. Avec d'abord *« l'émergence du Sud global »* et la montée en puissance du nouveau *« géant »* que représente l'Inde ; cet ensemble hétérogène est mis sous le signe majeur du *« ressentiment »* ou, mieux, de *« l'espoir et* [du] *ressentiment »*. L'accent est mis ensuite sur *« le durcissement de l'Orient global »*, la *« colère »* ou, plus précisément, *« l'humiliation et la colère »* tendant à renforcer et à allier dans une agressivité anti-occidentale commune le totalitarisme chinois, l'impérialisme russe et le despotisme iranien. Consacré à *« l'Occident global, entre polarisation et résilience »*, un dernier chapitre analyse les valeurs et les possibilités, mais surtout les tensions et les faiblesses, des démocraties libérales, représentées notamment par les États-Unis et par l'Union européenne ; leur recul mondial fait qu'elles continuent à être dominées émotionnellement par *« une peur mêlée de résilience »*.

Ainsi, les émotions se sont déplacées : l'espoir de l'Orient sait jouer aujourd'hui d'une humiliation prétendue comme d'une arme, le ressentiment se prolonge en espoir du côté du Sud, cependant que la colère (et la peur) reste(nt) l'apanage de l'Occident. Moïsi estime que, tout en prenant un *« poids grandissant »*, ces émotions se sont entremêlées et ont *« perdu leur dominante »* dans le désordre d'un monde *« jamais émotionnellement plus divers »*. Mais si cette diversité marque bien le recul de la mondialisation positive, elle s'accompagne également d'une montée généralisée des interdépendances, générant inévitablement l'enchaînement de crises multiples.

Un assombrissement inquiétant

La guerre est toujours un événement qui fait irruption dans un monde dont elle traduit et intensifie les tensions latentes. L'agression russe de l'Ukraine oppose ainsi des *« émotions impériales »* à des *« émotions nationales »*, cependant que la guerre qui se joue au Moyen-Orient confronte *« hybris d'un côté, absolue sauvagerie de l'autre »*, et contribue également à *« accélérer le nouveau désordre émotionnel mondial »*.

« *L'opération militaire spéciale* » montée par le Kremlin a pris pour prétexte un récit doublement fallacieux : *« petite Russie »*, l'Ukraine était considérée comme une *« entité politique artificielle »* et corrompue qu'il importait d'arracher à l'arrogance agressive et *« humiliante »* de l'Otan et d'un Occident tenu par ailleurs pour un *« acteur faible »*. La raison profonde était plutôt qu'il s'agissait pour Poutine de *« répondre au déclin de l'économie et de la démographie russes ainsi qu'à l'inévitable érosion de sa popularité »*, en reprenant une tradition impériale séculaire. La résistance inattendue de l'Ukraine n'allait pas freiner une sorte de fuite en avant, ayant pour armes principales la force brutale et le mensonge cynique.

Le monde occidental a mis longtemps à réagir devant cette guerre, à laquelle il ne voulait pas croire et qui violait à l'évidence les règles les plus fondamentales du droit international.

C'est que, tout en ayant peur d'une escalade désastreuse, il était occupé par d'autres priorités (États-Unis) ou soucieux de ne pas porter atteinte à ses propres intérêts économiques (Europe). L'Europe *« centrale »*, heureusement, refusait de se soumettre à cette imposition criminelle de la force, qui menaçait *« le cœur de l'Europe »* et mettait même en péril *« la stabilité du monde »*. Et, comme *« la perspective d'être pendu le matin aiguise l'esprit »*, l'Union européenne, contrairement aux calculs de Poutine, finissait par se renforcer en s'accordant majoritairement sur le soutien nécessaire, en lien avec une aide américaine indispensable, à la résistance ukrainienne ; mais toujours avec une certaine hésitation, trop peu et trop tard pour mettre fin à l'agression russe.

Poutine, par ailleurs, allait évidemment compter sur l'appui, plus politique et idéologique que directement militaire, de ses alliés *« naturels »*, les régimes dictatoriaux de l'Iran, de la Corée du Nord et surtout de la Chine. Cette dernière partageait sa critique de *« l'humiliation infligée par l'Occident »* aux autres cultures ainsi que son ambition d'opposer à l'arrogance hégémonique des démocraties libérales, tenues pour impuissantes et *« obsolètes »*, le pouvoir nouveau d'autocraties totalitaires, *« viriles, modernes et efficaces »*. Par-delà le conflit militaire en Ukraine, une sorte de nouvelle croisade anti-occidentale tendait ainsi à s'organiser et à entraîner à sa suite le reste du monde.

La propagande russe, de ce point de vue, allait se révéler comme *« un triomphe pour l'empire du mensonge »* : les autres BRICS (le Brésil, l'Inde et l'Afrique du Sud) souscrivaient également, en raison de leur rancœur accumulée à l'égard de l'Occident, à la réécriture de l'histoire qui *« justifiait »* l'invasion de l'Ukraine. Et la quasi-totalité des pays pauvres, privés de véritable culture démocratique et plus sensibles à leurs difficultés économiques qu'aux conflits opposant des pays développés, se cantonnaient à une neutralité faite *« d'indifférence mêlée d'appréhension et de secrète satisfaction »*, et refusaient de *« choisir entre l'agressé et l'agresseur »*.

À cette guerre menée aux frontières de l'Europe est venue s'ajouter celle qu'a (re)déclenchée, au Moyen-Orient, la sauvagerie cyniquement calculée du Hamas. Elle est venue frapper un Israël profondément divisé, tombé sous la coupe politique désastreuse du *« pire dirigeant qu'il ait jamais connu »* et que *« l'immensité de ses blessures physiques et psychiques »* tendait à rendre insensible à une question (palestinienne) qu'il croyait avoir moins résolue que mise à distance par ses moyens sécuritaires. Le pogrom du 7-Octobre a ainsi fait exploser un *« maelström d'émotions »* et fait *« revenir la peur au cœur de l'identité israélienne (et juive) »* ; ce qui allait engendrer la violence d'une riposte parfaitement légitime dans son principe, mais de plus en plus disproportionnée dans un déploiement conduisant à un nombre insupportable de victimes civiles.

La guerre, là encore, se continue et se propage à travers ses répercussions dans le monde. *« Hanté par le souvenir du crime colonial et la destruction des Juifs d'Europe »*, l'Occident tente, sans succès, de plaider pour un compromis qui mette fin au conflit, en soutenant à la fois le droit d'Israël à se défendre et celui des Palestiniens à un État souverain. Mais ce compromis raisonnable provoque la colère d'ex-colonisés ignorants ou oublieux de la Shoah : *« le crime atroce commis par le Hamas laisse très vite la place »*, dans un ressenti attisé par les médias, *« aux victimes civiles de Gaza »*, et c'est l'agressé israélien qui se voit accusé de génocide, sans que soit vraiment prise en compte, dans la mise en danger de la population civile, la responsabilité délibérée de l'agresseur terroriste ! Sous cet angle, il faut avouer que la guerre informationnelle a été en grande partie perdue par l'Occident, qui n'est guère parvenu à endiguer le triomphe apparent des émotions négatives, *« la colère et le ressentiment, la récrimination et l'intolérance »* tendant à faire échec, dans le monde non moins qu'au Moyen-Orient, à l'esprit de réconciliation.

La lucidité et le courage de la responsabilité

Aussi réalistes et objectives que possible, ces analyses d'un chercheur qui se veut *« historien de l'immédiat »* mettent en relief l'importance des émotions dans un monde soumis par ailleurs aux *« fake news et à la désinformation »* et dont les tensions multiples se trouvent aggravées par des conflits interminables aux répercussions mondialisées.

Impossible, sans doute, de ne pas souligner les avancées menaçantes, un peu partout, de dictatures politiques faisant feu de tout bois pour justifier la brutalité de la force ainsi que les faiblesses relatives de régimes démocratiques toujours tentés de se laisser gagner par les séductions populistes et nationalistes ; mais il faut se garder d'appréciations trop rapides conduisant à sombrer dans un pessimisme trop facilement résigné. Contrairement, en effet, aux affirmations des régimes totalitaires, il importe de souligner qu'ils sont moins efficaces et plus faibles qu'ils ne le prétendent : leur autoritarisme *« tue la créativité, dissipe l'espoir, nourrit la peur et la colère »*, ce qui fragilise leur pouvoir personnalisé. Quant aux démocraties libérales, elles disposent d'atouts spécifiques (discussions et élections) qui peuvent leur permettre de surmonter leurs propres faiblesses : les divisions ne sont pas inéluctables, le populisme n'est pas invincible et la liberté peut se vouloir raisonnable !

Cette question de la volonté renvoie l'analyste à sa propre situation dans le monde occidental et, plus précisément, européen. L'invasion de l'Ukraine, ce pays *« qui n'est pas seulement une partie de nous-mêmes »* mais qui *« est nous-mêmes »*, a constitué en effet une saine *« interrogation existentielle »* pour cette Union qui peine à devenir un *« acteur géopolitique »* avec lequel il faut compter : pour s'ajuster constamment à la figure mouvante de ce monde, il lui faut bien, en effet, *« parvenir à un degré suffisant d'unité, d'autorité centralisée et d'efficacité dans ses prises de position »*. Et le défi majeur consiste sans doute à conjuguer sans cesse cette visée légitime de *« puissance »* avec une action soucieuse de faire prévaloir effectivement le droit sur la force et la vérité sur le mensonge. Pour être et demeurer à la hauteur de nos possibilités et de nos responsabilités, la lutte ne peut qu'articuler constamment le réalisme politique et le sens éthique.

Il n'y a donc nullement équivalence entre la thèse indiquée par le titre du livre, *« le triomphe des émotions »*, et *« la fin de l'espoir »*. Car, pour maintenir effectivement en vie *« les lumières de l'espoir »* en résistant aux propagandes fallacieuses, il reste possible d'en appeler à une *rationalité* éclairée. Et cette lucidité objective doit elle-même se prolonger en engagement courageux d'une *raison* à la fois éthique et politique, se donnant les moyens de peser sur le monde ambigu de la condition humaine en jugeant, canalisant et ordonnant les émotions qui tendent à le submerger. Sans doute est-il alors possible de reprendre – autrement – la visée d'*universalité sensée* qui a toujours été au cœur de la raison-liberté occidentale : en acceptant de nous mettre à l'*écoute* d'un monde qui *« marche indubitablement vers l'Orient »*, quoique pas nécessairement *« vers les régimes despotiques »*. Aux prétentions hégémoniques trop assurées d'elles-mêmes, il faut préférer aujourd'hui la recherche réaliste et décentrée de concertations plurielles s'investissant dans des propositions éducatives et des régulations juridiques, des négociations politiques et des débats culturels toujours à remettre sur le chantier ; sans jamais séparer cette *« éthique de responsabilité »* pratique d'une *« éthique de conviction(s) »* spirituelle(s) qui l'inspire sans s'épuiser en elle.

Le Triomphe des émotions. La géopolitique entre peur, colère et espoir
Dominique Moïsi
Traduit par François Boisivon
Robert Laffont, 2024, 240 p., 19 €

La méthode de *La Méthode*

Le manuscrit perdu

Edgar Morin
Avec la collaboration de Jean Tellez
Actes Sud, 2024, 400 p., 24,50 €

Dans les années 1983-1984, Edgar Morin écrivit *La Méthode de* La Méthode. Ce *« manuscrit perdu »* était conçu comme le troisième et dernier tome de la *Méthode* du sociologue. Le projet fut finalement retardé et le texte égaré. *La Méthode* comptera au bout du compte six tomes. Dans l'avant-propos à l'édition de cet inédit, Morin qualifie de *« matriciel »* le rôle joué par celui-ci pour son œuvre. Retrouvé dans les années 2000, le manuscrit fut prépublié en série dans une revue italienne.

S'il n'est pas toujours aisé de suivre Edgar Morin dans ses raisonnements et leurs traductions potentielles, ses propositions anticipent ou accompagnent le développement de la philosophie et de la sociologie des sciences contemporaine, de Bruno Latour à Val Plumwood. Cette dernière est l'autrice de *La Crise écologique de la raison*, un essai qui rejoint les derniers chapitres de *La Méthode de* La Méthode, notamment dans sa remise en cause de la séparation sujet/objet, d'un certain nombre de « -ismes » ou encore par sa critique acérée de la raison[1].

Le projet de *La Méthode* date de la fin des années 1960. En 1977, Morin publie le premier volume de celle-ci : *La Nature de la nature*. Il relit alors la notion grecque de *physis* (« nature ») avec pour idée centrale que *« le cosmos s'organise en se désorganisant, que ses formes sont issues de la déstructuration, du chaos, des cataclysmes, des interactions désordonnées et aléatoires. L'organisation procède de la désorganisation selon une relation qui devait être repensée, où ordre, désordre, organisation et interactions se relient dans leurs antagonismes mêmes »*. Le sociologue rappelle également le caractère accidentel, improbable, de la vie.

Avec *La Vie de la vie* (1980), il conçoit celle-ci *« comme auto-éco-ré-organisation, ainsi que comme réflexivité et méta-système »*. L'être vivant est en effet capable de se

1 - Val Plumwood, *La Crise écologique de la raison* [2002], trad. Pierre Madelin, préface de Baptiste Morizot, Paris et Marseille, Presses universitaires de France et Wildproject, 2024.

considérer comme sujet et objet, et d'atteindre un haut degré de complexité. La réflexion épistémologique de Morin est inspirée par le concept de paradigme de Thomas Kuhn. Morin propose ainsi un *« paradigme de la complexité »*, alliant ordre et désordre, interaction et organisation, dans une logique à la fois d'opposition et de complémentarité. Il affiche sa volonté de faire dialoguer des disciplines qui s'ignorent encore trop ou s'imaginent chacune souveraine. S'il entend penser le sujet historiquement exclu des sciences, qu'elles soient dites exactes ou du structuralisme, Morin en vient à relativiser la place de l'homme. Il souhaite aussi mieux prendre en compte la démence, au même titre que la raison, le hasard tout comme la régularité.

Pour Edgar Morin, le paradigme de la science classique se fonde sur une série d'exclusions : sujet/objet, ordre/désordre. Le sujet est considéré comme un obstacle à l'objectivité. Une séparation étanche est ainsi établie entre *« jugement de fait »* et *« jugement de valeur »*. Ce paradigme est synonyme de triomphe du déterminisme, où les désordres ne sont que des phénomènes en attente d'une explication : *« C'est dans une telle destruction des qualités et des complexités que s'offre la possibilité de quantification. »* En conséquence, la simplicité devient le mot d'ordre de la science, dont les disciplines reines sont les mathématiques et la logique : *« Tout ce qui précède conflue avec la puissance dont ont disposé la science classique et le paradigme de simplicité, en l'idée de rationalité »*, celle rejetant *« bruit, désordre, foi, passion, folie, rêve, caprice, subjectivité »*.

Les Français et les Allemands restent attachés à l'idée de raison ; les Anglo-Saxons sont plus pragmatiques, ce qui a pour effet ceci : *« Le pouvoir explicatif recule, mais au profit du pouvoir effectif, de la puissance. Le succès de la manipulation devient gage de la vérité de la connaissance. Au rationalisme tantôt se superpose, tantôt s'oppose un pragmatisme. »* Le développement de la science équivaut alors à celui de la manipulation, le manipulateur étant en revanche occulté. Morin souligne l'essor concomitant de la société bourgeoise et d'une science reposant sur la quantification et l'exploitation de la nature physique. La rationalisation politique qui émerge avec cette société est néanmoins tempérée par l'humanisme. De son côté, la science abstrait le réel avec de nombreuses conséquences néfastes, notamment environnementales, mais la première reste aveugle sur son impact. Le sociologue s'interroge alors : *« Quand verra-t-on qu'au cours des deux siècles passés, les sous-produits de l'activité scientifique, considérés comme déchets, en sont devenus les produits principaux ? »*

Un changement de paradigme est toutefois intervenu depuis en physique : celui-ci signifie la fin de la simplification. Les autres disciplines, calquées sur la première, restent en retard et n'ont pas encore embrassé la complexité selon Morin. Pourtant, *« la simplicité s'écroule. La vérité n'est pas dans l'idée claire et distincte, elle est dans la complexité, c'est-à-dire dans l'association d'assertions ou de notions à la fois complémentaires, concurrentes et antagonistes, dans la conjonction de l'incertitude à la connaissance, dans, enfin, l'impossibilité d'abstraire l'observateur de l'observation »*. Le paradigme de la complexité qu'il appelle de ses vœux est différent d'un *« éclectisme mou »*. Il doit articuler des concepts habituellement disjoints, prendre en compte *« désordre, ordre, ouverture, organisation »* et amener le chercheur à pratiquer l'auto-critique. Plus largement, il s'agit d'apprendre à composer avec l'incertitude.

Edgar Morin fait le constat d'une *« connaissance en miettes »* du fait de la parcellisation du savoir et de (trop) nombreuses disciplines ne communiquant pas suffisamment entre elles. L'institutionnalisation de la science – sur un modèle techno-bureaucratique – est peu propice à l'innovation, qui vient le plus souvent des marges, de la folie ou de la déviation. La science elle-même serait devenue folle depuis qu'elle a mis au point la bombe atomique et du fait des atteintes qu'elle a portées à l'environnement.

Le sociologue plaide pour des *« humanités scientifiques »* réconciliant sciences et sagesse. Pour cela, il faut abandonner l'idée de la *« science salutaire »* – le techno-solutionnisme de notre époque – comme de la *« science neutre »*. Celle-ci doit reconnaître sa dépendance à l'égard de la politique. Il en va de même pour le rêve inatteignable d'une unité de la science comme grand tout. Celle-ci doit être pensée à travers *« l'organisationnisme »*, autrement dit, *« c'est dans l'idée d'organisation et de relation que la science nouvelle pourra trouver à la fois sa voie et son unité »*. Les scientifiques devraient être capables de traduire les grands concepts d'une discipline à l'autre et d'ouvrir la science à des dimensions exclues de son analyse, comme *« le fantasme, l'imaginaire, la poésie »*. De même, il faut envisager l'homme à la fois comme *sapiens* et comme *demens*.

Pour Edgar Morin, il convient de reconnaître qu'il existe une part d'irrationnel propre à la raison, que cette dernière n'est pas en mesure de saisir. Plus que la raison, Morin vise le *« rationalisme morbide* [qui] *est en somme la réduction absolue à l'objet, à l'objectivité, à l'identité, c'est-à-dire l'exclusion du temps (qui trouble et modifie l'identité et la substantialité des objets) et l'exclusion du sujet »*. Parmi les autres troubles de la raison, il repère la justification de certaines situations, au seul motif qu'elles existent depuis longtemps, alors qu'un examen attentif en prouverait la folie. La rationalité ramenant *in fine* tout à l'intérêt économique est aussi un travers. À cela s'ajoutent les aspects oppressifs de la raison : gommer toute différence, tout écart à l'ordre, à la régularité et à ce qui est rétif au calcul.

Pour autant, bien combinée avec l'humanisme et l'esprit critique, la raison peut être progressiste. Au contraire, elle s'avère dangereuse quand elle se met au service des seuls pouvoirs ou d'un ordre mécanique, ou devient l'instrument de notre *hubris*. Le sociologue en appelle donc à une réforme de la raison – et donc de la science – : *« Il lui revient d'inclure tout ce qu'excluait la raison classique : le désordre, l'incertitude, l'ambiguïté, la contradiction. Ce n'est pas que la science doive devenir irrationnelle ; c'est qu'elle doit progresser en concevant et en comprenant l'irrationalité. »*

Notre relation au savoir a des implications politiques, comme l'écrit Morin : *« Le mensonge doit toute son existence à l'idée de vérité.* […] *Nous voici à la grande bifurcation qui va nous conduire à nouveau vers l'incertitude : ou bien celle-ci va être assumée dans la complexité et devenir le ferment du développement de la pensée,* ergo *de l'homme et de la société ; ou bien l'incertitude fermentant en angoisse va susciter la recherche démente et mutilante de la certitude, et, dans sa forme sociale et politique, le camp de concentration, la torture policière, la déportation, le meurtre. »* En conséquence, il n'existe pas de vérité éternelle, juste *« biodégradable »*.

Le sociologue n'en appelle donc pas seulement à une réforme de la pensée ; l'action, et donc la politique, sont visées. Elles doivent concevoir l'homme comme inséré dans et non séparé d'un ensemble de sphères (sociale, biologique, environnementale). À défaut, *« l'incapacité à accepter la complexité de la réalité conduit non pas à l'irréalité, mais à la simplification forcée de la réalité. La complexité est aujourd'hui la vertu révolutionnaire. La révolution qui simplifie la lutte, qui simplifie le modèle, qui simplifie la solution, et qui manichéise tout ce qu'elle touche, est réactionnaire »*.

Benjamin Caraco

Germaine Tillion

Une certaine idée de la résistance

Lorraine de Meaux

Perrin, 2024, 464 p., 24 €

« Tant qu'on n'a pas vu tout et le contraire de tout, on n'a pas vécu. » Germaine Tillion avait fait de ces mots de Talleyrand son mantra. Sa vie, sur laquelle revient Lorraine de Meaux dans la biographie qu'elle vient de lui consacrer, atteste de cette insatiable curiosité d'une femme hors du commun, qui doit d'abord à sa mère, Émilie, femme

érudite, généreuse et détestant les conformistes, mais aussi à son père, magistrat, mort à 57 ans, son intérêt pour les autres, l'ailleurs et les autres cultures[1]. Enfants, Germaine et sa sœur Françoise, pendant leurs vacances, sillonnent avec leurs parents la France et l'Europe. Lucien Tillion se passionne pour la musique, la photographie et l'archéologie, auxquelles il consacre ses loisirs avec sa famille. Lui derrière l'objectif, son épouse tenant la plume pour commenter ses photographies, ils entament en 1921 une collaboration avec Hachette pour l'édition du *Pays de France*, ancêtre des *Guides bleus*. Assez naturellement, cette éducation conduit Germaine Tillion à se diriger vers les sciences humaines : elle étudie l'archéologie, l'histoire des religions et, très vite, l'ethnologie. *« Connaître une autre culture que celle qui vous a nourri et ensuite revenir à votre nourrice en regardant avec de nouveaux yeux, peut-être est-ce le procédé pour devenir adulte »*, écrit-elle. Selon sa biographe, de l'Algérie, où elle mène ses premières enquêtes de terrain, à la France, *« elle cherchait à trouver la cohérence de la grande famille humaine, des trames signifiantes qui peuvent servir de repères »*. En 1931, Germaine Tillion assiste à l'École des hautes études à sa première leçon avec Marcel Mauss. *« J'aimais son enseignement*, écrira-t-elle. *Ce qui m'a le plus influencée, c'est sa curiosité qui ne s'éteignait pas. Il avait une imagination-radar, c'est-à-dire qu'il labourait avec plusieurs hypothèses un champ vaste. En même temps, il contrôlait chaque détail. »* Il lui transmet le goût pour la littérature, une clé selon lui pour la compréhension des sociétés.

Le 19 novembre 1934, Germaine Tillion et Thérèse Rivière embarquent à Marseille pour l'Algérie pour une mission dans l'Aurès. Début janvier 1935, elles atteignent la capitale de l'Aurès, d'où elles gagnent, après onze heures de cheval, le douar de Tadjemout, où vivent des éleveurs et agriculteurs, les Chaouïa. Ses premiers travaux, dont elle rend compte à son retour fin 1935, suscitent l'admiration de Marcel Mauss et de Louis Massignon. Alors qu'elle a rejoint, seule cette fois, les Aurès pour une seconde mission, Germaine Tillion apprend l'entrée en guerre de la France, où elle rentre en juin 1940. Pétain lui fait horreur. Il lui faut agir : elle fonde, avec Paul Hauet, le réseau du Musée de l'Homme. En 1942, Marcel Mauss, en désignant l'étoile jaune cousue sur sa veste, lui déclare : *« Est-ce que vous devinez ce que cela signifie ? Moi je peux vous le dire : cela signifie l'ex-ter-mi-na-tion. »* Elle avouera plus tard que, même si ces mots la frappèrent alors, elle fut incapable

1 - Après celles que lui ont consacrées Jean Lacouture, *Le témoignage est un combat. Une biographie de Germaine Tillion* (Paris, Seuil, 2000), et Nancy Wood, *Germaine Tillion, une femme-mémoire. D'une Algérie à l'autre* (trad. Marie-Pierre Corrin, Paris, Autrement, coll. « Mémoires », 2003), celle-ci se fonde en particulier sur les nombreux écrits (carnets de missions, correspondances, journaux, etc.) de Germaine Tillion.

de se représenter l'assassinat délibéré d'une population entière. En 1942 toujours, une vingtaine des membres du réseau sont arrêtés, sept sont fusillés. Germaine Tillion puis sa mère sont livrées aux Allemands par le père Robert Alesh, agent zélé de la Gestapo. À la Santé puis à Fresnes, Germaine Tillion s'attelle à la rédaction de sa thèse sur les Chaouïa après avoir obtenu que ses archives lui soient livrées dans sa cellule. Sa mère fait montre d'une inébranlable force morale : *« Soyons dures*, écrit-elle à sa fille depuis sa cellule. *C'est le seul moyen de tenir, sinon on se dissout. »*

En octobre 1943, elles sont déportées en Allemagne au camp de Ravensbrück. Survivre dans cet univers constitue pour Germaine Tillion *« l'ultime sabotage »*. Le camp devient objet d'étude, elle écrit un opéra, l'autodérision et l'humour sont ses armes d'autodéfense, elle y noue de solides amitiés qui l'accompagneront jusqu'à la fin de sa vie, Geneviève de Gaulle-Anthonioz, Anise Postel-Vinay, Denise Vernay (la sœur de Simone Veil). En dépit de ses demandes répétées et de l'intervention de Louis Massignon auprès des autorités allemandes pour que tout soit entrepris pour les retrouver, ses archives ne lui seront jamais remises et sont perdues à jamais, après son départ pour l'Allemagne. Le 2 mars 1945, très malade, elle est exfiltrée par la Croix Rouge suédoise ; sa mère n'aura pas cette chance et mourra gazée[2]. La fin tragique de la femme qu'elle aimait et admirait plus que tout explique sans doute, selon Denise Vernay, qui en était navrée et meurtrie – *« Elle ne m'a jamais rien demandé sur Maman »*, confiait-elle –, son refus persistant de distinguer déportation politique et Shoah. Lorraine de Meaux dit avoir pourtant retrouvé, dans les archives de Germaine Tillion, un dossier contenant un long texte de Simone Veil sur ses parents, André et Yvonne Jacob, et son frère Jean, tous trois victimes de la Shoah.

En novembre 1954, Massignon convainc François Mitterrand d'envoyer Germaine Tillion chez les Chaouïa, où les premières émeutes ont éclaté. Vingt ans plus tard, la vie y est désormais chère, beaucoup ont émigré, la misère progresse. La priorité est, à ses yeux, l'instruction et la création de centres sociaux, comme elle l'indique au nouveau gouverneur général, Jacques Soustelle, ex-collègue de l'Institut d'ethnologie, qui l'a appelée auprès de lui. Mais leurs relations s'enveniment. En pleine bataille d'Alger, elle se rapproche de Yacef Saâdi, membre du Front de libération nationale (FLN) à

2 - Ravensbrück, camp de concentration, n'était pas un camp d'extermination. En 1944, Himmler estime qu'on ne meurt pas assez à Ravensbrück et, entre autres mesures propres à satisfaire les objectifs, il fait édifier dans le camp d'Uckermark, qui jouxte Ravensbrück, un second four crématoire et une chambre à gaz.

la tête de la région autonome d'Alger, et ne mâche pas ses mots : *« Vous êtes des assassins »*, lui lance-t-elle à propos des attentats contre les civils. Ce jour-là, Saâdi lui promet – ce dont elle informera les plus hautes autorités – d'épargner les civils contre l'arrêt des exécutions capitales, promesse qu'il tiendra mais qui n'empêchera pas son arrestation et sa condamnation à mort[3]. Elle dénonce avec la même force la pratique, désormais systématique sur toute personne arrêtée, de la torture depuis l'arrivée de Massu et la poursuite des exécutions capitales. Elle s'en ouvre au général de Gaulle, auquel elle écrit qu'avec *« le renforcement et le durcissement des partis extrêmes »*, l'indépendance est inévitable.

En 1964, elle se range aux côtés des gaullistes de gauche et comprend en 1968 qu'une page se tourne, avec une jeunesse qui récuse les mandarinats et les pouvoirs en place. Elle recommande au général de Gaulle de dialoguer avec cette jeunesse, mue par des *« revendications raisonnables »* et des *« chimères absurdes »*. À l'issue du procès de Maurice Papon, qu'elle considérait comme indispensable pour que les victimes puissent être entendues, elle se déclare, avec Robert Badinter et d'autres personnalités, contre le maintien en détention d'un homme désormais très âgé et malade : *« La prison n'est pas faite pour satisfaire notre désir de vengeance. »*

Jean Daniel raconte que ce qui avait le plus frappé Albert Camus en lisant *L'Algérie en 1957* de Germaine Tillion – nul à ses yeux ne pouvait parler du problème algérien sans avoir lu cet ouvrage – *« était les courages insolites d'un engagement parfaitement libre. Elle est dans l'univers du témoignage intellectuel, aussi solitaire qu'elle l'a été dans la recherche des institutions aurasiennes. On dit que tout est politique. Peut-être, dit-elle, mais en attendant il y a la misère. Réponse camusienne[4] »*. Réponse qu'il paraît urgent de méditer par les temps que nous traversons.

Bénédicte Chesnelong

Parias

Hannah Arendt et la « Tribu » en France (1933-1941)

Marina Touilliez

Préface de Martine Leibovici

L'Échappée, 2024, 512 p., 24 €

Juifs, francophiles, intellectuels, ils quittent l'Allemagne nazie et son antisémitisme meurtrier pour Paris, plein

3 - Saâdi sera gracié en 1959 par le général de Gaulle puis bénéficiera de l'amnistie en 1962. Saâdi accompagnera Germaine Tillion, *« sa maman »* comme il avait coutume de la désigner, jusqu'à ses derniers instants en 2008.

4 - Jean Daniel, *Avec Camus. Comment résister à l'air du temps*, Paris, Gallimard, 2006.

d'espérance. La France est touchée de plein fouet par la crise économique et, malgré les qualités, souvent exceptionnelles, de ces exilés, ceux-ci ne trouvent pas de travail. Ils errent de garnis pouilleux en hôtels minables, épuisant leurs maigres ressources pour survivre. Les Juifs français ne sont guère solidaires de ces Juifs venus d'ailleurs. C'est le règne de la débrouille. Heureusement, entre eux, l'entraide fonctionne et ils partagent le peu dont ils disposent. Toutes et tous acceptent des conditions de vie qu'ils n'imaginèrent pas avant de les connaître et qui s'apparentent à un déclassement.

Marina Touilliez rassemble une incroyable documentation (journaux intimes, correspondances, archives administratives, romans, entretiens, mémoires, autobiographies et biographies…) pour reconstituer le Paris de l'époque, le cadre de vie de ces « indésirables » et leur quotidien. Rien ne lui échappe : leurs dépenses et revenus, leurs amitiés et amours, leurs maladies et dépressions, leurs réconforts et soutiens, leurs coups de *blues* et les rares moments joyeux…

Le tout durant une décennie où s'effondre la République et s'affirme un État collaborationniste chassant les Juifs et tous les « contestataires » ou assimilés. Les réfugiés sont persécutés par la bureaucratie kafkaïenne (combien d'heures perdues à attendre un hypothétique rendez-vous à la préfecture ?) ; pour avoir un emploi, il faut une carte de travail qu'on ne peut obtenir qu'en montrant un contrat de travail signé par le futur employeur – la majorité d'entre eux ne l'auront jamais. Certains travaillent au noir, en étant sous-payés, d'autres survivent en vendant leurs derniers biens ou en quémandant auprès d'autres étrangers plus à l'aise.

Des intellectuels français essaient vainement de faire engager leurs collègues allemands pour quelques heures de cours, sans succès, ou en plaçant leurs articles dans des publications, pour un tarif dérisoire. Ainsi, Raymond Aron, Éric Weil, Alexandre Koyré, par exemple, accueillent Hannah et Günther Stern à leurs séminaires et leur font rencontrer d'autres intellectuels. Les réfugiés se retrouvent dans certains cafés où ils s'échangent les « bonnes adresses » et s'initient à la survie, tout en alimentant la presse allemande parisienne (le *Pariser Tagesblatt* et *Das Neue Tagebuch*) et en fréquentant l'Université allemande libre. Plusieurs librairies se spécialisent dans les livres en allemand et publient les premiers ouvrages antinazis ; d'autres, comme celle d'Adrienne Monnier, La Maison des Amis des livres, rue de l'Odéon, se transforment en lieu d'accueil. Walter Benjamin y vient fréquemment, non seulement pour lire, mais aussi pour la chaleur du lieu qui lui réchauffe le cœur.

Pendant ce temps, la presse raciste dénonce les « métèques » et les manifestations xénophobes se multiplient. Ainsi, le 1er février 1935, des étudiants en médecine dénoncent *« l'invasion métèque »*, comme en témoigne une photographie, rendant impossible la pratique médicale à un médecin étranger. Certains le font en bravant tous les dangers, comme Franz Fränkel, brillant médecin berlinois.

Face à des situations difficiles, des couples se font et d'autres se défont : c'est le cas pour Hannah Arendt et Günther Anders qui se séparent, lui partant aux États-Unis, elle restant en France, où elle se lie avec Heinrich Blücher, qu'elle épousera par la suite. La victoire du Front populaire en mai 1936 représente une embellie, sans vraiment résoudre la question des exilés. La guerre d'Espagne éclate en juillet et offre à de nombreux antinazis l'occasion de lutter contre leur ennemi, ils s'engagent dans les Brigades internationales et se rendent en Espagne pour combattre. Ce qui ne change guère leur vie quotidienne, faite de restrictions et de dangers. Plusieurs exilés adhèrent au sionisme et partent en Palestine, ce qui les sauve des futures rafles assurées par la police française.

À Paris, au 10 rue Dombasle, célèbre agronome du XIXe siècle (« le meilleur laboureur de France », dit-on), un immeuble moderne va progressivement loger des réfugiés, avec la complicité de la concierge, Geneviève Fontaine, comme la famille Fränkel, Rudolf Neumann et sa femme, Lore et Gisela Heinemann, Arthur Koestler et sa compagne Daphné Hardy, Walter Benjamin… Arthur Koestler est un Hongrois de langue allemande, il a été ouvrier agricole dans une *kvutsa* en Palestine, s'est rendu à plusieurs reprises en URSS, en tant que communiste, a couvert la guerre d'Espagne comme journaliste : arrêté à Paris, il a été envoyé dans le camp du Vernet. Il raconte ses mésaventures dans *La Lie de la terre* publié en 1941, récit à lire impérativement, qui montre une autre France. L'immeuble reçoit la visite du couple Stern mais aussi de la famille Cohn-Bendit et de biens d'autres Allemands qui se soutiennent mutuellement.

En 1938, la législation vis-à-vis des étrangers se durcit, puis avec la déclaration de guerre le 3 septembre 1939, les Allemands et les Autrichiens présents sur le sol national, dont Walter Benjamin, Blücher, Cohn-Bendit, Fränkel, etc., sont arrêtés. Les stades sont réquisitionnés pour les « parquer » dans des conditions indignes : ils dorment à même le sol, sont nourris d'un breuvage inqualifiable, utilisent des toilettes vite saturées, etc. Au bout de quelques jours, la police les envoie dans d'autres lieux de détention, en province, comme le camp de Gurs, où ont été « stockés » des réfugiés espagnols. C'est là qu'échoue Hannah, dans une baraque inconfortable prévue pour une trentaine de détenues, alors qu'elles sont le double ! Elle profite du désordre provoqué par l'entrée des troupes nazies pour s'enfuir. Après diverses caches, où elle souffre de la faim et de la peur d'être à nouveau arrêtée, elle réussit à retrouver Blücher et tous deux s'embarquent pour New York. Ce n'est pas le destin de Walter Benjamin qui, après moult péripéties, se donne la mort pour échapper aux nazis.

Ce remarquable ouvrage ne retrace pas seulement le parcours d'exilés allemands, il reconstitue subtilement l'esprit de l'époque, montre les difficultés que tout étranger doit surmonter pour se maintenir en vie. Il constate à quel point la France n'a pas soutenu ces hommes et femmes qui fuyaient l'Allemagne nazie, dont certains se sont engagés dans l'armée française, sans que celle-ci ne leur accorde une quelconque reconnaissance. La plupart d'entre eux étaient francophiles, parlaient admirablement la langue française, admiraient la culture française, leur déception est un puits sans fond. L'empathie pour ces Allemands pourchassés n'a pas été à la hauteur de l'histoire. L'hospitalité ne va de soi.

Thierry Paquot

Pocahontas au pays des merveilles

Klaus Theweleit
Traduit par Christophe Lucchese
Préface de Claro
L'Arche, 2024, 768 p., 27 €

Les livres de l'allemand Klaus Theweleit, d'une grande originalité, au style inclassable et en marge des canons académiques, sont encore peu connus en France. Au sein d'une bibliographie aussi étendue qu'éclectique, citons les principales traductions disponibles en français : *Fantasmâlgories* (L'Arche, 2016) – son livre le plus connu, au croisement des études de genre et sur le fascisme, consacré à la littérature écrite par des membres des corps francs –, *Le Rire des bourreaux. Essai sur le plaisir de tuer* (Seuil, 2019) et *Freud et la pop* (L'Arche, 2020). Ces traductions sont toutes dues à Christophe Lucchese, dont le travail méticuleux restitue à merveille l'écriture enlevée de l'auteur. L'imposant *Pocahontas au pays des merveilles*, initialement publié en allemand en 1999, est son dernier titre traduit.

Dans ce livre au nom à la fois ironique et intriguant, Theweleit revient sur l'histoire du sauvetage du capitaine John Smith (27 ans) par Pocahontas (12 ans) en 1608 dans la future Virginie, d'abord appelée Jamestown en hommage au roi d'Angleterre et d'Écosse Jacques Ier. Alors que Smith est menacé de mort par le chef amérindien Powhatan, le père de Pocahontas, cette dernière s'interpose ; une alliance temporaire entre les colons et les membres de sa tribu se trouve ainsi scellée. Cet événement figure au rang des mythes fondateurs de l'histoire des États-Unis, au même titre que l'épisode du don de nourriture aux pères pèlerins par des Indiens, à l'origine de la fête de Thanksgiving. Pour Theweleit, la figure de Pocahontas a servi à la réinvention des États-Unis à plusieurs reprises dans leur histoire. Ce récit de sauvetage et d'amour recouvre d'abord la création de la colonie, fondée sur l'expulsion des premiers habitants américains de leur territoire et la brutalisation des femmes. Le beau rôle donné à Pocahontas, qui contraste avec la représentation de la violence de son père et des membres de sa famille, occulte ainsi la réalité historique de la conquête de ces territoires. Convertie à la religion chrétienne, Pocahontas se marie ensuite à un planteur anglais, John Rolfe, a un enfant avec lui et se rend même à Londres, où elle est reçue avec les honneurs dus à son rang de princesse indienne. Elle y meurt en 1617. Les sources mises en lumière par les descendants des indigènes livrent cependant une tout autre version : celle d'une capture, d'un viol et d'un mariage forcé. Son histoire est aussi celle d'une potentielle cohabitation entre colons et Indiens, qui ne s'est pas réalisée (*« le complexe de Pocahontas »*). En effet, si le métissage semblait pouvoir prévaloir jusqu'en 1622, la révolte d'une partie des membres de la tribu de Powhatan, qui massacre plusieurs centaines de colons, offre un prétexte à leur écrasement et à leur domination. Ce métissage reste pourtant exalté dans les albums pour enfants, qui le présentent comme un fondement de la nation américaine.

Dans ce premier volume d'une série de quatre autour du mythe et de ses ramifications, Klaus Theweleit ausculte les différentes strates et facettes de cette histoire, devenue une légende sans cesse réécrite – et d'abord par l'un de ses protagonistes : John Smith. Comme le remarque avec justesse Claro dans sa préface : *« Il y a, dans l'entreprise de Theweleit, quelque chose de monstrueusement kaléidoscopique* […] *Sa tentative d'épuisement d'un mythe bien réel – parce que saturé de versions et décliné* ad nauseam *telle une icône virulente – donne le vertige, mais ce vertige devient vite la condition indispensable à notre compréhension de ce qui, ici, est en jeu. »* Theweleit commence par se focaliser sur les récits anglo-saxons de cette histoire, qu'il met en parallèle avec l'écriture, contemporaine de cet événement et de la colonisation de la Virginie, de *La Tempête* (1611) de William Shakespeare, qui peut être considérée à bien des égards comme une pièce de théâtre américaine[1]. Inspiré par un récit de naufrage de colons dans les Bermudes, le drame offre une réflexion sur la légitimité du pouvoir et des entreprises de colonisation. Plus largement, Shakespeare brosse le tableau de son époque, entre découvertes scientifiques et techniques, et naissance des services secrets à l'ère élisabéthaine.

Outre l'érudition de Theweleit, qui nous fait naviguer parmi les nombreux récits du mythe, le livre est doté d'une très riche iconographie : des peintures, des bandes dessinées, des publicités, des gravures, des photographies de sculptures, des extraits de dessins animés (Disney au premier rang) et de films. Ces images constituent un discours parallèle au texte, sans commentaire direct systématique, mais cohérent. La multiplication de ces représentations, fascinante en soi, illustre la profusion avec laquelle la figure de Pocahontas a été utilisée. De même, les abondantes notes de fin et sur les images composent presque un livre à part entière. Tout ceci fait de cet ouvrage un beau livre-objet, à la composition et à la finition très soignées. Multipliant les collages et les montages de citations, Theweleit nous propose ici un essai au sens de Montaigne, l'auteur des *Essais* apparaissant d'ailleurs dans le livre comme inspirateur de Shakespeare avec son mythe du bon sauvage. La critique littéraire Sigrid Löffler a qualifié de *« roman d'aventures théorique »* le travail de Theweleit[2]. Le lecteur ne suivra peut-être pas tous les chemins, parfois déroutants, dessinés par l'auteur, mais parcourra avec plaisir cette odyssée (pop)culturelle, toujours stimulante.

Dans cette histoire, on croise, bien sûr, Pocahontas et le capitaine John Smith, baroudeur ou héros picaresque, qui s'est déjà illustré dans des guerres en Europe, notamment contre les Turcs, avant d'accoster en Amérique. Il se fera le propre historien de sa vie et le premier inventeur du mythe de Pocahontas en 1624. Il travaille alors pour la Virginia Company, qui colonise d'abord pour son propre compte ces territoires à la recherche d'or mais, faute d'en trouver, se concentre sur la culture finalement lucrative du tabac, que maîtrisent les Amérindiens. John Rofle, le futur mari de Pocahontas, est d'ailleurs un des premiers planteurs de cette culture située au cœur de l'économie virginienne. Rolfe est l'ami du preneur d'otage de Pocahontas, ce qui fait dire à Theweleit que celle-ci est victime du syndrome de Stockholm.

1 - Voir Stephen Greenblatt, "Learning to curse: Aspects of linguistic colonialism in the sixteenth century", *Learning to Curse: Essays in Early Modern Culture* [1990], New York/Londres, Routledge, 2007.

2 - "Laudatio von Sigrid Löffler für den Adorno-Preisträger Klaus Theweleit" [en ligne], *Matthes & Seitz Berlin*, 11 septembre 2021.

Après la guerre de Sécession, le récit dominant du Nord, autour des pères pèlerins, supplante celui centré autour de Pocahontas. Le tabac est par ailleurs gommé (il est remplacé par du maïs politiquement correct dans le film de Disney), pas seulement pour des raisons de santé, mais parce qu'il serait très lié au savoir-faire des Amérindiens et à leurs rituels. C'est pour cette même plante que les colons s'approprient les territoires indiens. Le rêve d'une autre histoire de la nation américaine fondée sur l'intermariage prend rapidement fin avec le massacre de 1622. Désormais, on fera venir des femmes blanches pour les colons.

Klaus Theweleit suit le mythe de Pocahontas tout au long de l'histoire (culturelle) des États-Unis. Chateaubriand et son *Atala, ou Les Amours de deux sauvages dans le désert* (1801) précèdent le retour en force du mythe de la princesse indienne au début du XIXe siècle avec un auteur comme John Davis. Au même moment, une nouvelle tentative de vivre-ensemble fondée sur l'intermariage est menée par le sénateur Benjamin Hawkins avec la tribu des Muskogee. C'est un nouvel échec : *« Comme en Virginie après la fin de la paix de Pocahontas, ce sont les Indiens insurgés, associés aux forces réactionnaires, parmi les colons, qui empêchent la formation d'une population mixte, ou, dans le cas de Muskogee, sa pérennité. »* Pourtant, être issu de la descendance de Pocahontas, *via* son fils Thomas Rolfe, est une source de prestige pour de nombreux Américains, les *First Families of Virginia* : *« Descendre d'elle constitue le premier et peut-être le seul titre de noblesse américain incontesté. Sa particularité est de fonder une noblesse américaine dont la noblesse ne découle pas, pour la première fois, d'une ascendance anglaise, mais de l'*histoire *américaine. »* Dans la poésie de Carl Sandburg et de Vachel Lindsay, alors que la Première Guerre mondiale fait rage, Pocahontas et Lincoln deviennent *« les personnages clés d'un nouveau nationalisme américain qui, maintenant que l'Ouest américain est fermé, s'apprête à rééduquer les Indiens d'Europe en train de perdre les pédales… »*

Enfin, Theweleit suit ses traces dans la musique rock, de Bob Dylan (*Sad-Eyed Lady of the Lowlands*) à Neil Young (*Marlon Brando, Pocahontas and Me*), en passant par les Rolling Stones (*Sweet Virginia*). Avec sa chanson *Fever*, Peggy Lee prend directement pour sujet l'histoire de Pocahontas et Smith sur fond de révolte adolescente face au père (Powhatan), demandant plus de liberté sexuelle et de relations interraciales. Theweleit se penche aussi sur la version de Disney : une histoire aseptisée d'amour et de découverte de la nature, avec cependant quelques allusions à la naissance des États-Unis, comme lorsque l'ombre de l'héroïne prend la forme d'un aigle, symbole de la nation américaine.

En définitive, dans l'histoire de Pocahontas, la figure de Smith, l'aventurier – une préfiguration de John Wayne ? –, surpasse celle de Rolfe, le planteur de tabac, *« probablement* trop réel *pour être un être un héros mythique »*. Theweleit estime que ce dernier incarne aussi l'intermariage alors que Smith revient à sa culture anglo-saxonne. De son côté, *« Pocahontas sort de la pénombre pour réaffirmer à chaque fois que ce qui "a fondé" l'Amérique "était bien" »*.

En plus de la découverte d'une histoire largement méconnue sous nos latitudes, le livre offre une réflexion plus large sur la construction de nos représentations historiques ou mythologiques. Pour Theweleit, la *« part réelle de vérité ou de fausseté d'une histoire n'a pourtant jamais empêché aucune histoire de déployer ses effets, ni aucun* storyteller *de raconter cette histoire et celle-là précisément : personne ne s'est senti incommodé de retranscrire encore et encore cette histoire de sauvetage de Smith par Pocahontas, de la retoucher, de la peindre à nouveau, de la mouler dans du plâtre, de la mettre en chanson, de la monter sur scène, de la graver sur disque, de la fixer sur bobine* [...] *histoire à chaque époque agrémentée de fioritures et de variations tirées des univers* sex & crime, religion & politics, adventure & discovery, *mêlée à l'actualité des luttes de genre et de race, façonnée suivant les exigences des institutions discursives dominantes telles que les journaux, les maisons d'édition, les académies, les universités, les théâtres et autres établissements de l'*entertainment, *assortie aux états émotionnels cannibales de publics qui donnent le* la *et en intégrant les rebondissements de l'histoire du quotidien comme de la grande Histoire américaine »*. Ainsi, *« le mythe n'est donc pas juste de l'historiographie "déplacée dans l'art" ; il n'est pas non plus simplement sa falsification ; il en est plutôt sa version désirable, une version où se tenir en embuscade, une version de l'actuelle gare de triage des besoins sociaux, politiques, personnels, artistiques non exprimés, une version aussi pour une sorte d'utilisation quotidienne héroïque avec pour objectif un blanchiment au regard de l'histoire.* [...] *L'histoire est constituée premièrement d'événements qui se sont passés, deuxièmement d'événements qui ne se sont pas passés et troisièmement d'événements qui "s'ajoutent" à elle parce qu'ils auraient pu ou dû se passer. C'est à partir de ce point que nos désirs coécrivent et réécrivent l'histoire »*. En définitive, *« la fonction de la construction de légendes historiques n'est pas premièrement de répandre des "contre-vérités" – les légendes ont leur propre "vérité" condensée et déplacée –, elles servent bien plutôt à invisibiliser les événements historiques qui s'en écartent. Ce n'est pas le fait que Poca/Smith puissent être "faux" qui est décisif, mais le fait qu'ils tendent à effacer Poca/Rolfe. C'est précisément parce qu'elles prétendent contenir non seulement une histoire, mais l'*Histoire, *qu'elles tuent l'autre(s) histoire(s) – un processus sur plusieurs siècles »*.

Benjamin Caraco

Le capital que je ne suis pas ! Mettre l'économie et le numérique au service de l'avenir

Anne Alombert et Gaël Giraud

Fayard, 2024, 198 p., 19 €

Comment penser l'impact de l'intelligence artificielle (IA) dans un contexte écologique, économique et politique *« des plus alarmants »* ? C'est ce que propose cet ouvrage écrit par la philosophe Anne Alombert et l'économiste Gaël Giraud, qui s'attachent ensemble à offrir une perspective critique sur les enjeux liés à l'IA et aux plateformes numériques dans la société contemporaine.

Maintenant de bout en bout la cohérence de cette approche interdisciplinaire, les deux auteurs renvoient dos à dos deux positions extrêmes : la *« technophilie béate »* et la *« technophobie réactive »*. C'est ainsi que, dès les premières pages, le livre propose une démystification de l'IA, soulignant qu'elle n'a rien d'intelligent au sens humain du terme. L'IA, en collectant les savoirs humains, ne fait que produire une moyennisation et encourage ainsi le mimétisme. Tout système d'IA est d'abord guidé par des volontés humaines. Cette critique initiale pose les bases d'une réflexion plus large sur la manière dont nos vies quotidiennes sont transformées en sources de profits par les géants du numérique, et pointe le risque totalitaire des technologies et du capitalisme. Une deuxième alternative à surmonter, afin que s'ouvre une voie médiane pour les démocraties européennes, est celle qui oppose le *« capitalisme de surveillance »* à l'américaine et le *« capitalisme d'État »* à la chinoise.

La première partie de l'ouvrage retrace la généalogie de la capitalisation du monde. Intimement liée à la privatisation et à la financiarisation de l'économie et des sociétés, elle répond d'abord à un objectif d'anticipation des marchés. De la même manière, la capitalisation des *data* (stockées, captées, valorisées) vise désormais à prédire les comportements. Pourtant, cette *« prise de pouvoir sur le réel »* confine souvent à la simple prophétie autoréalisatrice. Alombert et Giraud mettent alors en lumière la congruence inquiétante entre le calcul économique et le calcul algorithmique, révélant comment les utilisateurs des plateformes numériques deviennent eux-mêmes le capital exploité. Loin de représenter un nouveau mode de production économique, les données s'intègrent dans le même processus de capitalisation et de monétisation du réel, jusqu'à produire une forme d'uniformisation d'un individu devenu *« homme-machine »*.

Ces processus d'automatisation sont alors confiés à ce qui est communément appelé « intelligence artificielle ». Alombert et Giraud pointent très justement le caractère trompeur de cette appellation, qui relève davantage d'un abus de langage que du constat d'une véritable intelligence. En effet, ces processus automatiques sont principalement des gestionnaires de données et des reproducteurs de savoirs : à ce titre, ils ne sont ni indépendants, ni neutres. Ils ne peuvent se passer d'une intervention humaine, qu'il s'agisse des concepteurs de ces systèmes ou encore du champ du *digital labor*, ces petites mains invisibles qui en sont des rouages essentiels. Reprenant les mots de Bernard Stiegler, avec lequel Anne Alombert a travaillé, les auteurs évoquent le fait que tout processus d'automatisation a un effet de *« prolétarisation »*, en réduisant les individus à des automates. Dès lors, l'automatisation et la capitalisation des esprits provoquent une dislocation de la société, une disparition des corps et une automatisation des esprits.

Face aux alternatives binaires sur l'IA, l'ouvrage propose un autre modèle afin de *« mettre l'économie et le numérique au service de l'avenir »*. Il explore ainsi le paradigme des communs numériques et celui de l'économie contributive comme voies possibles pour résister à cette capitalisation des êtres. À contre-courant des volontés capitalistiques des *Big Tech*, les *« communs numériques »* permettent d'imaginer un monde dans lequel la technologie pourrait enfin devenir démocratique, les citoyens ayant les moyens d'intervenir dans les stratégies de développement. Alombert et Giraud proposent également une réévaluation des savoirs et des emplois, en explorant la piste d'un *« revenu contributif »* destiné à rémunérer les activités jugées utiles par les citoyens. Cette prise sur le futur technologique serait d'autant plus pertinente qu'elle répond à l'autre enjeu majeur de notre siècle, la crise climatique. Car les technologies d'IA sont extrêmement gourmandes en matières premières pour leur fabrication, puis en énergie pour leur fonctionnement. Dès lors, des arbitrages deviendront inéluctables entre la poursuite d'un développement effréné du modèle techno-économique actuel et les besoins des populations confrontées à un manque d'eau, de ressources ou d'aides.

Le capital que je ne suis pas ! propose ainsi une analyse critique approfondie mais aussi des pistes de réflexion pour l'avenir. Le maître mot du livre est – contrairement à ce que prétendent les prophètes de l'apocalypse ou ceux du techno-solutionnisme – que rien n'est jamais inéluctable. Tout est toujours affaire de choix politiques. Il s'agit de choisir un *« avenir improbable »*. Un optimisme pragmatique plus que jamais nécessaire.

Adrien Tallent

L'Europe des intellectuels
Figures et configurations, XIXe-XXe siècles

Christophe Charle
CNRS Éditions, 2024, 416 p., 26 €

Grand spécialiste des affaires européennes, l'historien Christophe Charle est sur ses terres pour nous entretenir de cette catégorie singulière que forment les intellectuels, à travers leurs origines et leur montée en puissance capricieuse, aussi souvent loués que décriés, retraçant ainsi deux siècles de luttes pour une émancipation pacifique des peuples européens. Pour ce sujet maintes fois traité, Christophe Charle adopte un biais original confrontant sur un pied d'égalité les figures célèbres qui ont formulé et animé les grands débats européens avec d'autres figures moins conventionnelles en guise de contrechamps, tels les compositeurs de musique.

Insistant sur la notion de cycle pour clarifier le bouillonnement d'idées qui traversent l'Europe du nord au sud, l'historien établit des phases d'exaltation prophétique avec ses folles illusions auxquelles répondent des phases de régression et de désenchantement, propres au questionnement des progrès humains. Ce découpage périodique, processus sisyphéen en apparence, montre un renouvellement des voix et des engagements en dépit de ces formes récurrentes de *« crise de l'esprit »* que signale Paul Valéry au sortir de la Première Guerre mondiale. Christophe Charle attribue un rôle central à la situation historique pour expliquer cette alternance de périodes fastes et lyriques et de tragédies collectives et guerrières, découvrant dans la modernité les causes profondes de ces rebondissements. Par leurs écrits en forme de chambres d'écho, les intellectuels jouent le rôle de propagateurs et de vulgarisateurs des grandes échéances internationales. Selon leur appétence pour le débat public ou leur retrait, ils signalent les périodes d'ascension sociale et de déclin.

Dans sa diversité, l'intellectuel est cette entité transnationale qui prétend à l'autonomie et qui, reliant les territoires et les populations, perçoit avec plus de clarté les enjeux du moment, échappant aux discordances des cadres locaux, jetant des ponts, inventant de la coopération. Christophe Charle étudie en entomologiste cet acteur social à la puissance inégalée qui résume ou contredit les opinions publiques, ceci afin de percevoir et d'affiner la nature des débats et de leurs représentations. Pour l'historien, la nature des cycles possède ses propres évolutions, elle conserve une faculté de régénérescence en assimilant des acquis et une lucidité nouvelle, des cycles dynamiques donc, composant une marche en avant incessamment contrariée que les hommes, en se levant, tentent de guider.

Prenant appui sur les conversations de Johann Wolfgang von Goethe avec son secrétaire Johann Peter Eckermann, Christophe Charle en tire des tableaux révélateurs de la littérature-monde qui désormais, à l'aube du XIXe siècle, domine par son dialogue le champ contemporain et traduit les idées politiques centrales. Poursuivant dans le siècle, l'historien questionne l'état de dépendance et d'autonomie des compositeurs vis-à-vis de la tutelle sociale ayant cours dans l'espace musical européen, cherchant eux aussi un viatique et un nouveau modèle économique que leur fournit le dépassement des frontières nationales. Par leur situation de voyageurs parcourant l'Europe au fil de leur carrière et prenant part aux controverses qui secouent leur temps, Hector Berlioz et Franz Liszt sont de ceux-là. Cette circulation qu'ils engagent révèle une nouvelle donne historique et concrétise des aspirations impensables pour la génération précédente, celle des Beethoven et des Schubert. Émancipation, autonomie, lutte contre l'incertitude des carrières constituent les *leitmotive* d'une époque où l'on voit émerger cette catégorie avant-gardiste que Franz Liszt qualifie d'*« aristocratie de la capacité »*.

Afin de percer la nature des influences d'un public international sur un écrivain et intellectuel majeur, Christophe Charle opte pour Émile Zola, figure incontournable de son temps et auteur d'un impressionnant corpus épistolaire fort de onze volumes. Jouant un rôle de pivot entre deux siècles, Émile Zola aurait pu prendre une place encombrante par sa présence battue et contrebattue, pierre de réfraction pour les courants européens, mais en choisissant l'étude de sa correspondance avec des personnalités de l'étranger, l'historien échappe aux risques de redite et propose des tableaux statistiques fort utiles explicitant cette concurrence intellectuelle en Europe.

Après Johann Wolfgang von Goethe et Émile Zola, pour faire bonne mesure, Christophe Charle convoque une figure d'intellectuel moins prisée de son temps en concluant l'ouvrage sur Norbert Élias. Invoquant l'influence nocive et chimérique des idéologies, propices aux embrigadements, aux simplifications heuristiques, aux structures fermées, Norbert Elias défend la prise de distance, l'équilibre scientifique. Loin des radicalités, lui, l'exilé et le persécuté, dénonce les mécanismes qui divisent, les mythologies déformant les réalités sociales, au risque d'omissions volontaires de sa part et de reconstruction autobiographique. Tout en relativisant le refus déclaré de Norbert Elias d'un engagement partisan, Christophe Charle retrace la trajectoire de cet intellectuel hors norme en vue de l'établir comme un marqueur fondateur de l'esprit critique nouveau du XXe siècle.

S'appuyant de préférence sur des sources personnelles, hésitant entre une approche monographique et un travail obligé de condensation, Christophe Charle met en exergue le difficile exercice de l'histoire contemporaine à la fois saturée de données et partielle dans sa restitution, à la fois savante et nécessairement biaisée. Pour remédier à cette aporie, l'historien tente de multiplier les comparaisons, privilégie les changements d'échelle et de catégorie pour surprendre ce qui est dissimulé au fond de notre mémoire collective. L'intellectuel serait-il cet être singulier, indépendant, possédant le sentiment profond d'un passage entre deux âges, entre un ancien révolu et un nouveau encore à définir, pour faire de son non-conformisme une armure et une voie à suivre, rappelant comme l'exprimait Victor Hugo que l'utopie est la réalité de demain ?

Édouard Galby-Marinetti

Mélancolie de l'Europe

Stefan Zweig
Traduit par
Guillaume Ollendorff
et David Sanson
Présenté par
Bertrand Dermoncourt
Plon, 2024, 270 p., 20 €

Le lecteur français a la chance, depuis plusieurs années, de pouvoir lire articles, manifestes, lettres et conférences de Stefan Zweig, dévoilant une autre facette de l'écrivain. Notons notamment *Pas de défaite pour l'esprit libre. Écrits politiques 1911-1942* (Albin Michel, 2020) et *L'Esprit européen en exil. Essais, discours, entretiens (1933-1942)* (Bartillat, 2020). Les éditions Plon poursuivent cette entreprise avec *Mélancolie de l'Europe*, qui réunit seize textes publiés entre 1909 et 1941 et pour la plupart inédits en français.

Au-delà de quelques articles sur l'appel à la paix et à l'union au moment de la Première Guerre mondiale et dans l'immédiat après-guerre (qui montrent une évolution déjà connue entre premier réflexe patriotique et glissement vers le pacifisme), il faut retenir « La monotisation du monde » (1925), ce texte justifiant à lui seul cet ouvrage. Zweig y dénonce la prépondérance de la technique et l'uniformisation de la pensée au travers de la danse, de la mode, du cinéma ou de la radio, provoquant un *« immense désenchantement de l'âme »*. Face à cette déroute de l'esprit, personne ne peut lutter : *« On ne peut pas sauver l'individu dans le monde, on ne peut que défendre l'individu en soi. »* Ce passage semble confirmer sa résistance notoire à l'engagement politique de l'intellectuel. Quelques lignes plus loin pointent cependant, presque de façon paradoxale en apparence, un refus d'être hors du temps et une espérance pour l'avenir, *« car si nous refusons en notre âme l'uniformité grandissante de ce monde, nous n'en habitons pas moins ce monde et sommes reconnaissants et fidèles à ce que celui-ci a d'indestructible, à ce qui demeure au-delà de toute transformation. Des forces sont encore à l'œuvre qui défient tout morcellement et tout nivellement »*.

Cet espoir se double d'une inquiétude réelle dans un court article de 1931, « Révolte contre la lenteur », où il appelle les décideurs européens à se hâter de proposer un avenir à une jeunesse radicalisée qui se tournera sinon vers les extrêmes. Un an après, dans une conférence de 1932, « L'idée européenne dans son développement historique », un premier basculement semble s'opérer. Zweig laisse entendre à court terme un affrontement inéluctable entre les nations, tout en se déclarant néanmoins *citoyen de cet État européen*. La même année, dans « La désintoxication morale de l'Europe », il se demande de quelle façon donner *« un nouvel aspect fécond »* à l'avenir du continent. Si sa génération est peut-être déjà perdue, il s'agit de se battre pour que la prochaine ne retombe pas dans la peur, la défiance et la haine de l'autre. Comment faire naître une paix durable ? Par la jeunesse, la culture et par une nouvelle approche : il faut insister sur *« ce que les peuples d'Europe ont de commun davantage que sur leurs divergences »*. Il propose même de promouvoir des mobilités étudiantes généralisées pour que la jeunesse découvre ses voisins européens (l'idée du programme Erasmus avant sa naissance en 1987 !).

Les derniers textes, entre 1936 et 1941, prolongent ces réflexions européennes et se concluent avec un dernier texte poignant, « En cette heure sombre ». Écrit pour le PEN Club en 1941, il s'agit littéralement d'une lettre d'excuse : *« Nous ne pouvons nier que c'est notre patrie qui a amené ces horreurs sur le monde. »* Mais là encore, il dit conserver une *« confiance en l'invincibilité de l'esprit »* et reste profondément universaliste.

L'ensemble du recueil apporte un éclairage significatif sur la pensée de Stefan Zweig et contribue à mieux comprendre son itinéraire. Si *Mélancolie de l'Europe* est riche de moments de nostalgie, de pessimisme et d'effroi devant une Europe qui semble céder une nouvelle fois aux sirènes du nationalisme le plus exacerbé, ces textes offrent aussi des moments d'espoir : en la force de la culture face au politique, en l'avenir et en la jeunesse. Si la guerre et la haine semblent remporter bataille sur bataille, elles sont incapables d'éteindre définitivement la liberté de l'individu et la force de l'esprit. Dans les tumultes actuels, Stefan Zweig offre une matière précieuse pour penser le monde tel qu'il est et tel qu'il pourrait advenir.

Olivier de Lapparent

Ces Russes qui s'opposent à la guerre

Anya Stroganova

Préface de Marie Mendras

Les Petits Matins, 2024, 144 p., 12 €

Après presque trois années de guerre, ce livre, qui décrit le parcours individuel et le combat de quinze personnalités entrées dans la résistance, dresse un panorama de ces Russes opposés au régime de Poutine et à sa guerre en Ukraine. On les croyait une minorité isolée, divisée et sans espoir. C'est une autre image qui ressort de ces différents portraits, qui ne représentent que la pointe la plus visible du mouvement global qui aspire à la paix, à la démocratie et au renouveau. En effet, depuis février 2022, 21 000 personnes de tous âges, conditions et origines sociales ou ethniques ont été arrêtées, et 4 000 poursuites pénales ont été intentées ou sont en cours. Selon diverses sources convergentes, il y aurait 1 200 prisonniers politiques en Russie, parmi lesquels figuraient les douze opposants qui ont fait l'objet du spectaculaire échange Ouest-Est du 1er août 2024, qui sentait bien son parfum de guerre froide. Parmi ceux-ci, Ilia Iachine, Vladimir Kara-Mourza, Oleg Orlov, Lilia Tchanycheva sont des sources d'inspiration pour la multitude de citoyens s'engageant dans le mouvement antiguerre. On découvre ainsi, au fil des pages, les plus de trois cents mouvements antiguerres qui se sont créés. On se familiarise avec les conceptions qui font partie de l'arsenal répressif – agents de l'étranger, organisation indésirable, organisation extrémiste ou terroriste (comme le mouvement LGBT) – ou les notions nouvellement introduites de discrédit de l'armée russe ou fausse information sur l'armée russe, passibles de peines de prison de cinq à quinze ans. Durant l'été 2024, 513 personnes avaient fait l'objet de poursuite d'après ces textes. Entre résistants de l'intérieur et exilés à l'étranger, comme Sergueï Gouriev, cofondateur de La Vraie Russie, qui assurait la direction de la formation et de la recherche de Sciences Po Paris avant d'être nommé doyen de la London Business School, le fil n'est pas rompu. La plupart sont jeunes, à l'exception de Lev Ponomarev, physicien comme Andreï Sakharov qui lui servit de modèle. Ce pilier du mouvement Mémorial, dissous à la fin de 2021, a quitté sa patrie à 80 ans et troqué son passeport russe contre un statut de réfugié, assurant le lien entre les dissidents de l'époque soviétique et leurs petits-enfants. Tous œuvrent pour qu'un jour, la Russie devienne la *« magnifique Russie du futur »* qu'Alexeï Navalny rêvait d'incarner et qu'il a laissée en prophétie posthume, comme nous le rappelle dans la postface Olga Mikhaïlova, son avocate.

Eugène Berg

Pierre Mauroy
Le dernier socialiste

Pierre-Emmanuel Guigo

Passés composés, 2024, 384 p., 23 €

L'auteur confirme son talent d'historien de la gauche de gouvernement en poursuivant, après son *Michel Rocard* (Perrin, 2020), dans un genre : la biographie active d'un Premier ministre. Il se distingue en effet du parcours chronologique de vie pour s'intéresser, dans le cœur du livre, au fonctionnement de Matignon sous Mauroy, à son action à l'international novatrice pour un numéro deux sous la Vᵉ République, à ses méthodes de travail, tant dans la relation avec ses secrétaires et son cabinet qu'à ses communications avec ses ministres. L'exploration des archives personnelles de son sujet, l'aide apportée par la fondation Jean-Jaurès, la reconstitution de son agenda ou la cartographie de ses déplacements facilitent ce portrait d'un homme par ses politiques publiques et leur mise en œuvre.

Guigo parvient à expliquer la modération alliée aux positions de principe de Mauroy, qui lui permirent de rester deux ans après le début des premières économies durant l'été 1982 ; complétant les travaux de Matthieu Fulla et utilisant les mémoires des protagonistes, il identifie la « rigueur » de 1983 comme une continuité logique, ainsi qu'un accompagnement budgétaire des réformes sociales majeures votées lors de la première année du pouvoir de la gauche, qui n'empêcha pas d'autres avancées fin 1983 et en 1984.

Le livre est également une reconstruction d'un milieu autrefois si dense et qui apparaît aujourd'hui disparu : le socialisme du Nord, les clubs de jeunes et d'intellectuels, les fédérations de jeunesse et sportives en lien avec la Section française de l'Internationale ouvrière (SFIO) puis la gauche non communiste, un ensemble se rapprochant le plus, en France, de ce que peuvent être les partis sociaux-démocrates en Allemagne ou en Suède : des institutions englobantes, en entreprises comme dans la vie quotidienne et dans les urnes, pas uniquement des confédérations d'élus. Ainsi s'explique le *« dernier socialiste »* du titre, le lecteur n'en revenant pas de lire sur les 149 000 adhérents du Parti socialiste (PS) en 1975, sur l'influence que ce parti pouvait avoir en Grèce ou en Israël, sur la cohabitation entre idées s'y incarnant. Mauroy, homme de la synthèse et des exigences, existe aussi dans ce livre comme dernier ténor du socialisme municipal à Lille : si d'autres maires PS de grandes villes existent encore, qui peut revendiquer un bilan si visible à long terme ?

Louis Andrieu

Cohabitons !

Pour une nouvelle urbanité terrestre

Michel Lussault

Seuil, 2024, 256 p., 22 €

Les guerres terraforment nos contrées (le verbe « terraformer » est inventé par l'auteur de science-fiction William Olaf Stapledon, pour rendre Vénus habitable), les mégafeux consument des millions d'hectares de forêts et tuent des millions d'animaux, des inondations démesurées mettent en péril humains et non-humains (un tiers du Pakistan est recouvert d'eau en 2022), l'imposition du confinement lors de la Covid-19 a démontré la pauvreté des logements et l'impossibilité de bien y vivre pour des millions d'habitants…

Michel Lussault rappelle ces exemples d'altération de l'environnement pour poser la question de l'habitabilité de la Terre, dorénavant urbaine. Il adopte la notion d'*« anthropocène »* que forge le chimiste Paul Crutzen dans les dernières années du XXe siècle, en prenant comme marqueur symbolique de cette nouvelle ère géologique la machine à vapeur. Il complète cette notion par la *« grande accélération »*, que l'on doit au climatologue Will Stephen, et, à la suite du modélisateur Geoffrey B. West, se demande si l'*« urbanocène »* n'a pas été l'un des moteurs de l'anthropocène ?

L'ouvrage est construit en trois parties. Michel Lussault examine d'abord *« la grande transformation urbaine »*, puis en repère les fragilités qui rendent les villes *« vulnérables »*, avant de s'attarder sur ce qu'il appelle le *« géo*-care », belle trouvaille langagière. La *World City* bénéficie de la puissance des super-multinationales, dont des Gafam, pour déployer son architecture de *shopping mall*, comme à Dubaï, par exemple, et contraindre tous les habitants-consommateurs au même mode de vie, présenté, évidemment, comme *fun*. Pourtant, ces « belles images » ont leur part d'ombre, comme la production du lithium, indispensable à la fabrication de nombreux objets interconnectés et destructeurs non seulement de la nature, mais aussi des communautés humaines qui résident à proximité des sites d'extraction. La production de biens immatériels liée à la numérisation des activités humaines se double d'un extractivisme massif et d'une bétonnisation généralisée du monde, qui vient dénaturer la nature mais aussi l'humanité de l'humain.

Il est temps alors pour l'auteur de lister et d'expliquer les fragilités de l'anthropocène, ce qui le conduit à la *« considération »* élaborée par Corine Pelluchon et au *« prendre soin »* théorisé par Joan Tronto. Celle-ci écrit : *« Au niveau le plus général, nous suggérons que le "prendre soin" (*caring*) soit considéré comme une activité générique qui comprend tout ce que nous faisons pour maintenir, perpétuer et réparer notre "monde", de sorte que nous puissions y vivre aussi bien que possible. Ce monde comprend nos corps, nous-mêmes et notre environnement, tous éléments que nous cherchons à relier en un réseau complexe, en soutien à la vie. »* Cela lui permet de circonscrire la notion de *« géo-*care *»*, *« ensemble de vertus spatiales habitantes, c'est-à-dire de disposition à agir et à coexister différemment »*. La dernière partie est entièrement consacrée à ses cinq vertus : la considération, l'attention, le ménagement, la maintenance et la réparation. Elles relèvent de la cohabitation en ceci qu'elles associent toujours humains et non-humains. L'auteur les décrit en donnant divers exemples, démontrant ainsi leur faisabilité.

La conclusion s'impose presque d'elle-même : *« Il va falloir accepter que, quoi qu'on fasse désormais, le changement global produira ses effets. Bref, il va falloir faire avec un tel inconfort car l'événement anthropocène ouvre justement cette période troublante, qui modifie l'entièreté de nos modes de réflexion, de coexistence et d'intervention. De ce point de vue, pratiquer le "géo-*care*", c'est accepter de vivre avec le trouble et le transformer en moteur de coopération pour poser des actes de soutien de l'écoumène – troublés, mais déterminés à agir sans attendre. »* L'ampleur de la tâche ne doit pas nous décourager.

Thierry Paquot

L'être et la mer

Pour un existentialisme écologique

Corine Pelluchon

Presses universitaires de France, 2024, 304 p., 21 €

Voici un ouvrage majeur, qui renouvelle notre rapport à la Terre et donc à la pensée écologique. Corine Pelluchon, sachant que la planète est pour deux tiers occupée par des mers et des océans, considère notre condition terrestre à partir de l'eau. Se focalisant sur l'élément aquatique, elle renouvelle la réflexion écologique en privilégiant l'approche « liquide », l'infini, le flux et le reflux, le calme et la tempête, la vie et la mort.

Cela la conduit à élaborer une écologie existentielle en partant des

« classiques » de l'existentialisme (Sartre, Merleau-Ponty, Levinas, Heidegger…) qu'il convient d'*écologiser*. Aussi reprend-elle les thèmes de ces philosophes, *« le rapport entre l'angoisse et l'absence de fondement, la contingence et la liberté, la finitude et la responsabilité »*, pour les confronter au réchauffement climatique et à toutes les profondes modifications que celui-ci provoque. André Gorz, écologiste imprégné de la pensée de Sartre, a ouvert la voie qu'elle explore à son tour. Tout comme elle emboîte le pas à Jan Patočka, contraint à la dissidence, du latin *dis-sedere*, « assis à l'écart ». Cette dissidence *« correspond à la responsabilité dans l'incertitude et la précarité »*. Celle-ci peut *« constituer une communauté positive »* en privilégiant ce qui *« est commun aux êtres vivants et fait sens pour les humains. Car c'est en plongeant à travers sa propre impuissance dans le sans-fond de l'existence que l'on découvre la nudité de la vie et la vulnérabilité du vivant, qui exigent de prendre soin de soi, de la planète et des autres »*.

S'inspirant de Val Plumwood (*Dans l'œil du crocodile. L'humanité comme proie*), de Marguerite Duras (*La Vie tranquille*), de Virginia Woolf (*Les Vagues*), de Rachel Carson (*La Mer autour de nous*), mais aussi d'Albert Camus (*L'Été*), de Jules Michelet (*La Mer*), de Victor Hugo (*Les Travailleurs de la mer*), de Paul Ricœur et d'Arne Næss, Corine Pelluchon précise ce qu'elle entend par *« existentialisme écologique »*, *« inséparable de la transdescendance qui est l'expérience de notre appartenance au monde commun »*. Après des pages bien documentées sur les législations maritimes, tant nationales qu'internationales, et d'autres sur la faune océanique et la réduction tragique, là aussi, de la biodiversité, l'autrice est convaincue que *« l'écologie impose un remaniement de nos cartes mentales »*. Elle se préoccupe, avec originalité et inventivité, alors de *« l'ontologie marine »*, des *« humanités marines »*, de la *« thalassopoétique »* et de *« l'archipélisation du monde »*, autant de formulations qui témoignent bien de la nécessité de penser différemment. *« Penser l'être et la mer en insistant sur l'unicité de l'océan et sur sa préséance sur la terre ne revient pas seulement à mettre en évidence la communauté de destin et de vulnérabilité existant entre tous les êtres et tous les groupes sociaux pour en tirer des conséquences normatives. »* Une telle conclusion annonce certainement une suite ?

Thierry Paquot

Les égarés

Ayana Mathis

Traduit par François Happe

Gallmeister, 2024, 528 p. 25,90 €

Avec *Les Égarés*, dix années après la parution de son premier roman, *Les Douze Tribus d'Hattie*, succès critique et grand public traduit dans une quinzaine de langues, l'Américaine Ayana Mathis va plus loin encore dans le tableau des forces plurielles qui, sur plusieurs générations, affectent des familles afro-américaines. Dans *Les Douze Tribus d'Hattie*, à travers le récit des sorts contraires des enfants de Hattie, une jeune femme noire ayant quitté la Géorgie pour Philadelphie, Ayana Mathis s'attache à comprendre d'où vient le héros et à dessiner l'impact du vécu familial au quotidien sur des êtres fragilisés par un environnement hostile. Dans *Les Égarés*, en faisant voyager ses héros dans le temps et dans l'espace et en jouant sur un effet miroir, elle cherche à saisir la résonance de l'histoire collective sur les destinées individuelles et à questionner l'essence même de la liberté face à un passé traumatique.

Le roman a pour personnage central un garçon d'une dizaine d'années, Toussaint (son image introduit et clôt le récit), et se construit autour de la prégnance du rôle réel ou fantasmé qu'Ava, sa mère, Dutchess, sa grand-mère, et Cass, son père longtemps absent, jouent dans son parcours de jeune Noir, à la recherche d'une identité dans un contexte instable. L'histoire navigue entre deux lieux, Philadelphie dans les années 1980, en proie à des tensions sociales et économiques, et Bonaparte, en Alabama, petite ville « incorporée », c'est-à-dire ayant cédé ses terres à des Noirs, peu à peu délaissée par sa population, victime de la violence de suprémacistes blancs et de la convoitise de sociétés immobilières. La puissance du roman est de rendre sensible la dynamique des forces en présence et de dessiner la marge d'action laissée aux protagonistes.

Des références historiques se glissent au cœur de la narration : le prénom « Toussaint » se réfère au héros de la révolution haïtienne, Toussaint Louverture ; l'action de la police à l'encontre de l'Arche, mouvement « contre tous les systèmes de déshumanisation et d'exploitation des Noirs » fondé par Cass, n'est pas sans rappeler les conflits à Philadelphie entre les forces de l'ordre et MOVE, groupe proche de l'idéologie des Black Panthers ; l'importance d'une ville comme Bonaparte se comprend à l'aune des lois Jim Crow, ces lois raciales promulguées par les législatures des États du Sud de 1877 à 1964.

Chaque héros s'inscrit dans cette mémoire commune et y ancre son histoire intime entre espérance et douleur. Mais ces parcours de vie s'agrègent tous autour d'un même désir d'autonomie et de sécurité, d'une même volonté d'être reconnu pour sa propre valeur dans un pays réfractaire à la présence noire.

Ava cherche à assurer un avenir meilleur à ce fils, né de son amour clandestin pour Cass, un médecin noir militant Black Panther. Mais à chaque fois qu'elle tente d'avancer, elle est rattrapée par l'adversité et abandonne un peu plus son rôle de mère. Son départ pour Philadelphie, son mariage avec un homme qui se révèle violent, son refuge dans un centre d'hébergement où dominent corruption, sévices sexuels et trafics en tous genres, ou ses retrouvailles avec Cass et sa participation active à l'idéologie de l'Arche s'avèrent autant de freins à la réalisation de son projet pour Toussaint. Tout se passe comme si Ava, toujours à la recherche de cette vague sensation de grandeur et de plénitude éprouvée à Bonaparte, avant l'assassinat de son père adoptif par des Blancs, avait une vision déformée de ce qui l'entoure et ne percevait pas les risques encourus par une femme de couleur.

Dutchess, quant à elle, symbolise la foi en une utopie, celle d'une communauté rurale noire, égalitaire, fonctionnant sous forme de coopérative. Elle incarne une posture de résistante face à tous les obstacles qui viennent entraver sa démarche. Cette ancienne chanteuse de *blues*, installée à Bonaparte, fait face à l'hostilité meurtrière de ses voisins blancs, parfois l'arme à la main, et ne s'avoue jamais vaincue. La construction d'immeubles sur les tombes de ses ancêtres ou l'incendie du magasin, où la vente de leurs produits organiques permettait aux quelques habitants de Bonaparte de survivre, n'affectent pas sa détermination. Elle est tout entière habitée par une volonté farouche de transmettre la terre, l'acte de propriété devenant le garant d'une appartenance, le vecteur d'une identité.

C'est précisément cet acte de propriété qui va précipiter les événements et provoquer la fin de Cass et de l'Arche. Sa personnalité charismatique en avait fait le chef tyrannique d'une collectivité, capable de voler des médicaments pour pouvoir soigner ou de s'approprier illégalement des terres pour réaliser son rêve communautaire. Il incarne la posture du militant noir, prêt à tout pour combattre le racisme et être reconnu pour lui-même.

L'absence de linéarité, l'ignorance de la chronologie et l'alternance entre des lieux emblématiques favorisent le croisement de ces lectures éclatées de l'héritage de l'esclavage. Ayana Mathis ne juge pas les choix de ses protagonistes. Elle se contente de leur donner une voix et d'accepter leurs errements, leurs zones d'ombre. Toussaint est le dépositaire, fragile et hésitant, de toutes ces contradictions : son cheminement vers une liberté assumée s'inscrit encore en point d'interrogation.

Sylvie Bressler

Ne jamais arriver
Le voyage d'Ovide

Béatrice Commengé
Verdier, 2024, 160 p., 18 €

Partir… *« L'essentiel est de partir »*, a dit Nicolas Bouvier – mais pas forcément d'arriver. Ne jamais arriver, condition pour que tout arrive. Le dernier livre de

Béatrice Commengé, qui est un voyage imaginaire sur les traces d'Ovide, en est la démonstration. 2020 : la pandémie coupe court à son projet de visiter « l'île d'Ovide », cette île de Scythie (actuelle Roumanie) sur laquelle l'auteur de *L'Art d'aimer* fut relégué par Auguste en 9 après J.-C. et où il vécut en exil les dix dernières années de sa vie. Providentiel contretemps qui permet le dialogue à distance des deux assignés à résidence. De surcroît, Béatrice Commengé est elle-même une exilée qui a dû quitter son Algérie natale en 1962, comme elle l'a raconté dans son précédent ouvrage, *Alger, rue des Bananiers* (Verdier, 2020) : d'où cette *« Histoire sans cesse réinventée »* dont elle parle. C'est ce voyage en lisant et en écrivant qu'elle nous conte. Un itinéraire en poésie et en mythologie autant qu'en géographie. Car elle n'écrit pas *ex nihilo*, mais – ce qui fait à la fois sa force et son charme – en prenant en compte deux mille ans d'histoire littéraire. Aussi sa table rase est-elle une table de concordances : *« Confronter les temps et les lieux pour le seul plaisir du vertige. »* Au recommencement, il y a la littérature…

Trois années s'étant écoulées, elle va quand même prendre la route, traverser l'Italie, la Grèce, la Bulgarie, jusqu'en Roumanie, tout en tenant son journal de bord. En chemin, les surprises sont nombreuses pour cet apôtre d'un autre tourisme. Mais, peu à peu, le but perd son importance et au dernier moment, alors que l'île est à portée de regard et lui apparaît comme un minuscule *« îlot »* assez dérisoire, devenu le terrain de jeu des promoteurs immobiliers, elle renonce. Ne vaut-il pas mieux se cantonner à cette île mentale qu'elle s'est forgée, hors de tout référentiel, et qui est la seule digne de mémoire ? *« J'avais beau m'être mille fois imaginée foulant le sol de ce bout de terre légendaire, l'impossibilité d'y accoster m'apparaissait de plus en plus comme une chance. »* Reste cette éternelle question, en forme de dilemme, formulée par Segalen : *« L'imaginaire déchoit-il ou se renforce-t-il quand il se confronte au réel*[1] *? »*

Didier Dantal

La Pléiade

Poésie, poétique

Édition de Mireille Huchon

Gallimard, 2024, 1 616 p., 75 €

On ne sait pas exactement qui fut à l'origine de l'expression *« les poètes de la Pléiade »*, peut-être Ronsard qui l'utilise à deux reprises, mais sans insister. Il faut avouer que, pour la plupart, ces poètes demeurent assez méconnus du grand public, sauf évidemment Ronsard lui-même ou Joachim du Bellay, auteur

1 - Victor Segalen, *Équipée. Voyage au pays du réel* [1929], Paris, Gallimard, 1983, p. 11.

des *Regrets*, et peut-être Étienne Jodelle. À la mort de François Ier, en 1547, il y eut une conjonction de phénomènes qui favorisa cette éclosion poétique de la Pléiade. Henri II, successeur de François Ier, fut certes un roi guerrier, mais sa sœur, Marguerite de France, *« adulée par les poètes en nouvelle Pallas »*, comme l'écrit Mireille Huchon dans son introduction, reprend le flambeau laissé par le roi défunt, *« père des Lettres et des Arts »*. Les poètes acquièrent dans le royaume une importance de premier plan. D'autant plus que, pour eux, tout reste à construire, après l'ordonnance de Villers-Cotterêts (10 août 1539). Il leur faut commencer par *inventer* leur propre langue, le français : le codifier, en établir l'orthographe, lui trouver des références (ce seront le grec et le latin), lui offrir un corpus d'inédits à partir desquels il pourra se développer.

Ce volume de la Pléiade sur, justement, la Pléiade, nous permet de prendre la mesure de cet immense travail collectif. Il devait produire des résultats notables sur une période d'une dizaine d'années, *grosso modo* jusqu'à la mort accidentelle d'Henri II en 1559. Pour l'illustrer avec précision, Mireille Huchon propose trois parties principales dans cette Pléiade. Elle a choisi d'abord de nous redonner les œuvres poétiques les plus emblématiques du temps, celles que l'histoire a retenues au fil des siècles. Une deuxième partie, vraiment passionnante, est consacrée à la « Poétique » et réunit, publiés *in extenso*, les premiers arts poétiques français. Enfin, une dernière partie s'arrête sur ce qu'elle appelle « Polémique et témoignages », et court jusqu'en 1607. Nous retrouvons ainsi, en début de volume, *La Deffence, et illustration de la langue francoyse* de Du Bellay, mais aussi, plus loin, d'autres textes majeurs, comme *L'Art poëtique* de Jacques Peletier du Mans.

Cette Pléiade, consacrée à l'invention de notre langue, nous replonge dans une littérature du passé, qui nous semble malgré tout familière. C'est un parcours littéraire et anthropologique très étonnant, l'occasion de nous frotter aux premières couches archéologiques de notre langue, qui naît et s'élabore alors sous la plume de personnalités incomparables. Comment rester insensible, par exemple, aux quelques vers du recueil intitulé *L'Olive* de Du Bellay, qui manifeste une fraîcheur poétique inégalable, annonçant peut-être un Paul Claudel ou un Francis Ponge ? Plus généralement, comment ne pas être ravi de goûter pleinement à ce génie français, qui s'affirme déjà avec une suprématie tout aristocratique ? Pour mieux comprendre notre *déconstruction* actuelle, et lui trouver peut-être une issue, il nous faut revenir à ce commencement inouï, d'où la langue que nous parlons et qui nous constitue est née.

Jacques-Émile Miriel

Avenirs
Suivi de Le Peintre au coquelicot

Jean-Pierre Siméon
Gallimard, 2024, 176 p., 18 €

C'est sur un difficile constat que s'ouvre *Avenirs*, le dernier recueil de Jean-Pierre Siméon : *« Nous avons compris que la terre, l'humanité qui l'habite et le monde qu'elle a créé ont le destin de chacun d'entre nous : ils sont voués à la disparition. »* Face à notre finitude, point de pessimisme : le poète appelle au contraire son lecteur au *« courage de l'impossible »*, à *« cette sorte de courage dont la poésie est l'essai et l'éloge »*.

Tout au long d'un recueil à l'écriture ciselée et sensible, l'auteur de *Politique de la beauté* (Cheyne, 2017) et de *Levez-vous du tombeau* (Gallimard, 2019) dessine les contours d'une vie retrouvée, requalifiée et authentique. Parce qu'elle ignore les *« impératifs économiques »* et les *« décrets ministériels »*, et qu'elle oblige à s'éloigner un temps du bruit et de la fureur, la poésie est décrite comme un acte éminemment politique, porteuse d'une pensée à fleur de terre, quasi écologique. Il s'agit bien pour l'auteur d'habiter le monde autrement et d'opposer au progrès technique le progrès de l'âme.

En dépit d'un regard lucide et parfois amer posé sur le monde comme il va, Jean-Pierre Siméon ne saurait renoncer aux valeurs d'un humanisme poétique qui l'ont toujours accompagné : *« L'homme est désespérant, c'est pourquoi certains d'entre nous continuent d'espérer envers et contre l'homme. »* D'aphorisme en poème, il invite ainsi à *« bâtir un monde nouveau / par le rire et la révolte / Qui sont les deux pieds de la sagesse »* et à inventer *« un enthousiasme calme comme un matin très clair sur la mer étale »*.

Recueil-manifeste, *Avenirs* est un véritable plaidoyer pour la poésie, ce *« chant de renouement »* en *« connivence avec l'infini »*, mais aussi pour une vie poétique, où surgissent et s'inventent des *« beautés au pied léger »*. Plus enthousiaste que désespéré, Jean-Pierre Siméon jette dans ses poèmes les fondements d'un avenir reconquis, marqué au coin de la joie (*« Que notre rire éclate comme une orange qu'on égorge »*) et de la légèreté d'être au monde : *« Nous serons un nuage qui n'a pour destin / Que sa forme imprévue »*.

Nicolas Krastev-Mckinnon

En écho

Critique, n° 929

Dans sa livraison d'octobre 2024, la revue *Critique* présente un dossier réuni par Anne Lafont : « Juifs et Noirs : passés croisés ». Pour Éléonore Devevey, un point aveugle de l'histoire – la cale du négrier, mais aussi la chambre à gaz – *« engage à faire effraction par la fiction »*, justifiant la *« fabulation critique »* de Saidiya Hartman (*À perte de mère*, Brook, 2023). Jean-Frédéric Schaub replace dans son contexte l'histoire d'un esclave africain devenu gentilhomme et auteur d'une comédie dans l'Espagne du Siècle d'or, Andrés de Claramonte, à partir de l'édition de Baltasar Fra-Molinero (*El valiente negro en Flandes*, Liverpool University Press, 2023) : pour lui, *« le régime d'exception n'est pas annonciateur d'émancipation »*. Lionel Zevounou rend compte du livre de Kathryn Sophia Belle (*Hannah Arendt et la question noire*, Kimé, 2023), selon lequel Arendt est manifestement passée à côté de la question noire aux États-Unis. Nicole Lapierre – qui, selon A. Lafont, a ouvert *« des chantiers comparatifs où la dimension commune serait non un postulat, mais un horizon »* – promeut en entretien la *« fluidité des identités »* contre *« la frénésie du repérage »*, dans la mesure où elle permet *« un détour par la mémoire de l'autre »*.

Études, n° 4319

Dans ce numéro d'octobre 2024, Laurence Nardon propose un état des lieux de la campagne présidentielle américaine. Christine Dugoin-Clément analyse les stratégies d'influence, notamment numériques, dans la guerre en Ukraine. Cédric Perrin met en lumière la nouvelle attractivité de l'artisanat, dont l'héritage est *« attaché au monde idéalisé des corporations médiévales »* et qui répond *« à des enjeux contemporains en matière de proximité ou d'écologie »*. Christophe Prochasson livre une histoire de la gauche française, tiraillée *« entre périodes de désunion et moments d'unité »*. Un entretien avec Jean-Baptiste Brenet éclaire l'apport de la philosophie d'Averroès dans l'Occident latin, bien que *« refoulée »* par une Europe rêvant *« sa propre génialité »*. Christoph Théobald analyse les mutations anthropologiques et les enjeux de gouvernance de l'Église au tournant de son histoire – il s'interroge : *« Que peut-on raisonnablement espérer ? »*

Auteurs

Jacques-Yves Bellay
Essayiste et romancier, il a notamment dirigé le dossier « Vivre en province » (*Esprit*, novembre 2019).

Pierre-Henri Bono
Chercheur en économétrie au Centre de recherches politiques de Sciences Po (Cevipof, CNRS), il a récemment contribué à l'ouvrage dirigé par Pascal Perrineau, *Le Vote clivé. Les élections présidentielle et législatives d'avril et juin 2022* (Presses universitaires de Grenoble, 2023).

Olivier Bouba-Olga
Économiste, professeur en aménagement de l'espace et urbanisme à l'université de Poitiers, directeur du service « Études et prospective » du pôle Datar de la Nouvelle-Aquitaine, il a notamment publié *Les Nouvelles Géographies du capitalisme. Comprendre et maîtriser les délocalisations* (Seuil, 2006).

Jean-Philippe Domecq
Romancier et essayiste, il a notamment publié *Le Livre des jouissances* (Pocket, 2017).

François Léger
Ingénieur agronome et docteur en écologie, enseignant-chercheur à AgroParisTech, il a notamment contribué à l'ouvrage dirigé par Marin Schaffner, *Un sol commun. Lutter, habiter, penser* (Wildproject, 2019).

Pierre-Olivier Monteil
Chercheur associé au fonds Ricœur, enseignant en éthique à l'université Paris-Dauphine-PSL, il a notamment publié *Penser l'imagination avec Paul Ricœur. Raviver la société pétrifiée* (Hermann, 2024).

François Purseigle
Sociologue, professeur à l'École nationale supérieure agronomique de Toulouse, chercheur associé au Centre de recherches politiques de Sciences Po (Cevipof, CNRS), il a notamment publié, avec Bertrand Hervieu, *Une agriculture sans agriculteurs* (Presses de Sciences Po, 2022).

Cécilia Suzzoni
Professeure honoraire de chaire supérieure au lycée Henri IV, elle a notamment publié, avec Thibaut Sallenave et Luigi-Alberto Sanchi, *Du latin à l'école !* (Fayard, 2024).

Joëlle Zask
Philosophe, maîtresse de conférences à l'université d'Aix-Marseille, elle a notamment publié *La Démocratie aux champs. Du jardin d'Éden aux jardins partagés, comment l'agriculture cultive les valeurs démocratiques* (La Découverte, 2016).

esprit.presse.fr

Christophe Solioz
L'autre Italie de Carlo Levi

Christian Walter
Noli me tangere. ***À propos des*** **Intouchables** ***(2011)***
d'Éric Toledano et Olivier Nakache

Entretien avec Jean-Philippe Domecq
La Métaphysique Fiction, nouvel espace littéraire ?

Valérie Rossignol
Où est passée l'aspiration littéraire ?

Jean-Philippe Domecq
L'énigme du discernement littéraire

Bernard Chappedelaine
Carl Schmitt, la Russie et la guerre en Ukraine

Jean-Louis Schlegel
La nouvelle piété populaire

Ines Aït Mokhtar
La question de l'antiracisme politique

Entretien avec Jean-Louis Violeau
La maladie de l'architecture

Entretien avec Florent Guénard
Les promesses non tenues de la démocratie moderne

Entretien avec Matthieu Laclau
Un monteur au cœur du cinéma asiatique contemporain **(podcast)**

Wioletta Miskiewicz
Les charniers de la discorde

Élise Domenach
L'automne du père. À propos des **Graines du figuier sauvage** ***de Mohammad Rasoulof***

Juliette Demey et Bertrand Greco
Renforcer l'indépendance des rédactions, une nécessité démocratique

•

Directrice de la publication
Anne-Lorraine Bujon

Fabrication : Transfaire Sarl, F-04250 Turriers
www.transfaire.com

Création de la maquette originale et illustration de couverture : Ip-3 / Olivier Marty

Publié avec le concours du Centre national du livre

Dépôt légal octobre 2024 – Commission paritaire 0727 D 81899

ISSN 0014 0759 – ISBN 978-2-37234-314-5

n° 515, novembre 2024

Achevé d'imprimer sur les presses de Corlet Imprimeur
ZI, rue Maximilien Vox
Condé-sur-Noireau
14110 Condé-en-Normandie

N° d'impression : 2401.0404

PEFC/10-31-1510 IMPRIM'VERT®

Esprit est membre du réseau des revues européennes *Eurozine* (www.eurozine.com)